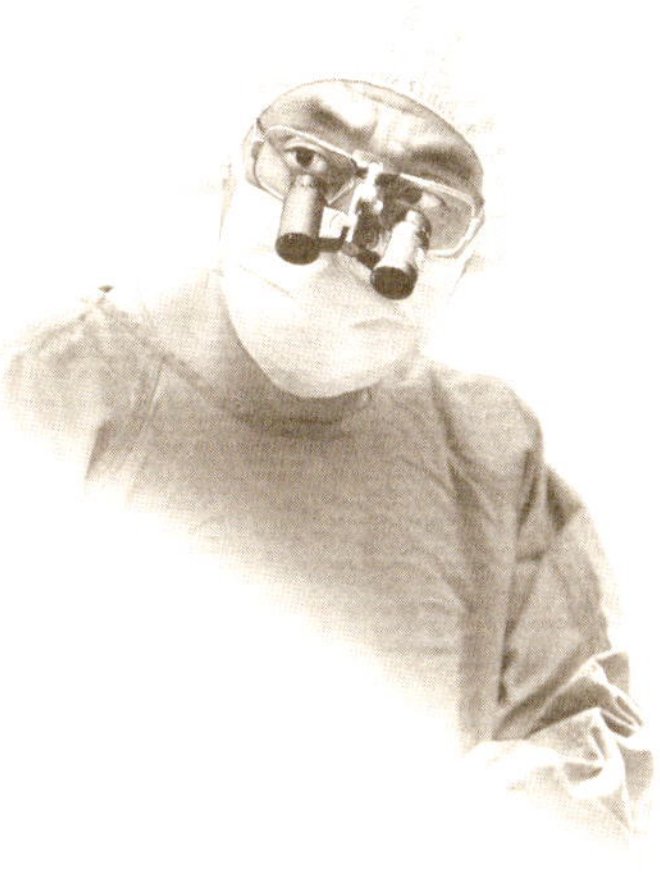

須磨久善
心臓外科医

SUMA HISAYOSHI

NHK「課外授業 ようこそ先輩」
制作グループ＋KTC中央出版［編］

須磨久善　心臓外科医

もくじ

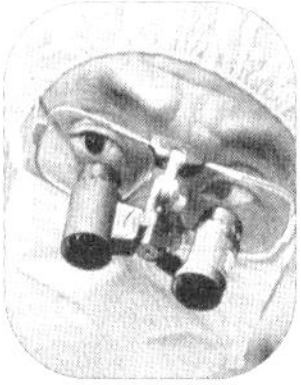

プロローグ

心臓外科医・須磨久善のつないだ命

「あと五年しか命はもちません」、予期して尋ねたわけではなく、思いがけず検査結果の診断として医師に家族の命について告げられたとき、どうすればいいのだろう。

一九九一（平成三）年七月、蛯澤裕《えびさわゆたか》さんの奥さんは、ご主人の病気についての絶望的な診断結果を、右のように聞いたとき、本人に真実を包み隠さず伝えるべきか、そうでなければなんと説明すべきか、過酷な判断を迫られることになった。

告げられた蛯澤さんの病名は、拡張型心筋症。心臓病のなかでも原因不明の稀な難病である。心臓の全体が膨張し、心筋が薄くなる。心臓は全身に酸素や栄養素を送り出すポンプであるが、この機能が極度に悪くなり、心不全の状態に陥る。原因が不明なこともあって、根治的な治療法はなく、唯一助かる方法は心臓移植しかない。この病気での生存は、発病から五年以内と当時言われていたことから、右の告知がなされたのだった。

蛯澤さんの奥さんも、この病名についてはもちろん初耳だった。しかし「がん」のように一言聞いて、事の重大さを本人が察知できないにしても、病名を明かせば、蛯澤さんの性格を知る奥さんには、早晩本人に運命の行き先がわかってしまう、と思えた。

奥さんは、娘さんたちとも相談の上、ご主人には真実を隠すことにした。

蛯澤裕さんは一九三七（昭和一二）年生まれ、千葉県出身。一九六〇（昭和三五）年、T社に入社。順調なサラリーマン生活を送ってきた。子どものころから、「風邪一つひかぬ」丈夫な体で、ソフトボールのピッチャーをやったり、ゴルフが大好きだったりするスポーツマンでもあった。子どもは、娘さんが三人恵まれた。

ことの発端は、一九八九（平成元）年の秋のことだった。「風邪一つひかぬ」蛯澤さんに咳や痰が出始める。そして、いつまでも引かない。ふだん健康に自信のある蛯澤さんは、奥さんが「一度、お医者さまに診てもらったら」という忠告に耳をかさない。

一二月ごろ、写真に写っている蛯澤さんの様子に異常なほど精気がないことに奥さんは気づいた。ふつうに見ていても特には感じないのに、写真では、はっきりと病的である。

このころ、階段を登るときに息苦しくなるなど、蛯澤さん自身にも自覚症状が出ていた。それで、翌年初めにやっとのことで、近くの病院で人間ドックを受けることになったのだが、いきなりのアウト。そのまま即入院となってしまった。病名は、心筋炎。炎症性の心筋障害で、血液が肺に滞留し、蛯澤さんの肺は水浸しの状態だったという。

この入院では、手術の必要もなく、薬物療法だけで治まり、三週間ほどで退院できた。意識的にも重病感を持つこともなく、元気に職場に復帰していった。

しかし、ちょうどその一年後、再び同じ症状に襲われる。そして同じ病院に何度も通院。今度は、なんとなく完治した体調には戻らない。点滴などの薬物療法を続けても変わらない。そんな状態でも会社へは通い続けていた。

いつまでも症状はちっともよくならず、横に水平になると痰が詰まるため、苦しくて寝ていられない。椅子にもたれるような格好でまどろむような状態になる。あとで聞くと、これは心不全の特徴的な症状らしい。

最初の入院で、この症状になるのは甲状腺機能の低下の場合が多い、とは聞かされていたが、甲状腺機能検査の異常結果が出ていて、この症状になったのではない。因果関係が逆であることに疑問が生まれた。もしかしたら、違う病気になっているのではないか、との不安を夫婦ともに抱くようになった。

その年は結婚二五周年目で、夫婦でドイツ旅行にでも出かけたいという話が出ていた。しかし、奥さんは、この状態で海外旅行に出れば、帰りは骨になって帰国するに違いないと直感する。

ちょうど、娘さんが心臓病治療で有名な三井記念病院に就職した。蛯澤さんの運命は、幸運の道の扉が開かれつつあった。精密検査をこの三井記念病院で受けることを蛯澤さんは決意した。

検査の翌日には婦長さんから電話で再来院の要請を受けた。そしてそのとき診てもらったのが、一《いっ》色高明《しきたかあき》医師であった。この出会いが、蛯澤さんの幸運への道を確かなものにしたのである。一色医師は、入院のためのベッドを準備して診察にのぞみ、結果、即入院を勧めたのである。

その後も一色医師は、蛯澤さんの闘病の重要なシーンには必ず立ち会って、その命を引き留める役を果たした。

蛯澤さんにしてみれば、予想もしない突然の病院への拉致《らち》である。このとき毎日会社に通っており、明日も会社に行かねばならない。「二、三日待ってほしい」との拒絶は自然なことであろう。しかし、「ベッドを用意しての診断とは尋常でない」ことに、娘さんや奥さんは気づいていた。特に娘さんの説得には抵抗しきれなかった。

入院すると、いきなりＣＣＵ（冠動脈疾患集中治療室）入りであった。ここでは自分で歩かせてくれもしない、車椅子での看護である。蛯澤さんの驚きは、疑問符いっぱいつきのものだったろう。じつは蛯澤さんの心臓は、かなりの拡張状態であった。

このときに、冒頭の宣告が蛯澤さんの奥さんにくだる。つまり「五年以内の命であることを覚悟するように」とのことだった。

本人に絶望だけを告げることになれば、治るものも治らないのではないか、と奥さんは考えた。本人も気づかざるを得ないような最終の症状に至るまでは、本人には告げないことを、娘さんたちとの相談の上で決断したことはすでに述べた。

入院中に不整脈を抑える薬が効いて、症状は小康状態を得ることになった。それで退院となり、会社勤務も以前に戻って再開された。本当のことを知らない蛯澤さん自身は、これで最初の心筋炎が治った程度に考えていた。だからその間、家族の苦悩を知ることもなく、少々自重しつつもゴルフもしたし、お酒も飲んだり、ふつうの生活を送っているように蛯澤さんは思っていた。

家族は、蛯澤さんの食事制限など、本人に隠した病気について細心の注意を払い続けた。また、体にいいと言われることは、何でも試みた。五年でぴったり死ぬとも限らない。もしかしたら、生きている間に、効果的な薬が発明されるかもしれない。絶望にくよくよするより、とにかく、一日でも平静に長く生きてもらえるほうがいい。一日生きながらえれば、命はつながるかもしれない。

蛯澤さんは、今ふつうの会社生活を送っている。その間に、思い出旅行をいっぱいしておけば、もしそのときが来ても、アルバムなどを眺めながらいろんな話ができる、と奥さんは考えた。週末には小旅行などをずいぶんあちこち、できるだけした。

こうして宣告があった一九九一（平成三）年から四年間、蛯澤さんは、台湾旅行に出かけたこともあるし、仕事や会社づきあいもふつうの生活を送った。それができたのは、奥さんと子どもたちの言いしれぬ愛情や努力の支えがあったからだった。

四年目、蛯澤さんに海外出張の話が持ち上がったとき、医師に相談すると、やはりそれは無理だと奥さんに言われる。ちょうどそのとき、夫婦で奈良・京都旅行をしたのだが、蛯澤さんが心臓の痛みを訴えた。五年目に入る。いよいよか、と奥さんは考え、隠していたことを告げる潮時であるかもしれないと、家族と相談した。これ以上隠しておくと、蛯澤さんの体に負担がかかる。

言おうと決めても、やはり簡単に言えるものではなかった。そしてついに一九九五（平成七）年のクリスマスの日に、奥さんは蛯澤さんに告げた。

一色医師は、帝京大学病院に移っていて、蛯澤さんは引き続き一色さんから一か月一度の診察を受けていた。翌一九九六年正月、蛯澤さんは帝京大学病院に入院となった。これを機に、蛯澤さんの入退院の回数は凄まじい。一月六日入院、一月末退院、三月入院、四月退院、五月入院、六月退院、一一月入・退院、一二月入・退院。さらに翌年一月に入院、と、この一年間で合計六回に及んだ。

しかし、蛯澤さんの幸運の道は、確かに続いていたのである。三月の入院時、一色医師から一つのニュースを告げられる。「バチスタ手術」の学会発表の話題で、しかも、この手術が日本で初めてその年に行われるかもしれないというものだった。このバチスタ手術によって、心臓移植以外に蛯澤さんの命が救われる可能性がある。このとき、奥さんは、真っ暗な、先のないトンネルの闇のずーっと向こうに、一閃《いっせん》の光を見た気がした、と語る。

それどころでない。一閃のようでいて、確かな希望の光の気がする。もっと言えば、心の中の欣喜《きんき》雀躍《じゃくやく》と言っても言い過ぎでない。人の命がつながることは、現実にある。


バチスタ手術というのは、ブラジルの医師ランダス・バチスタが世界で初めて試みた手術方法で、拡張型心筋症で伸び切った心臓の一部（心筋の三分の一程度）を大胆にも切り取ってしまい、心臓全体を小さくしてその収縮力を回復させるという画期的なものだった。拡張しきったものなら、縮めればいいというものだ。

この画期的な手術を日本で初めて試みるのは、須磨久善心臓外科医。すでに、狭心症のバイパス手術において、「神の手を持つ」と称されている。須磨さんの手術中の顔は、本書表紙にある。しかし、ふだんの須磨さんの表情はとてつもなくやさしい。その秘密は本書が明かしてくれるだろう。

須磨さんは、一九五〇年兵庫県の生まれ。七四年大阪医科大学を卒業。国内の病院に勤務した後、八四年、アメリカのユタ大学医学部心臓外科に留学した。帰国後、須磨さんの名が世界的に有名となる、画期的な心臓外科手術に成功する。それは、心臓の冠動脈をバイパスする手術において、患者自身の胃の動脈を使用したものだった。世界で初めての試みであった。一九九四年から二年間、イタリア、ローマカトリック大学心臓外科客員教授として在籍し、現在までに行った心臓外科手術は三〇〇〇回以上を数える。

須磨さんの冠動脈バイパス手術では、六九〇例中の死亡率は一・五パーセント、緊急手術を除く待機手術（安定した状態での予定手術）では、〇・七パーセントと、成功率は極めて高い。しかも、この手術では術前の狭心症の症状が、まさに劇的に嘘のようになくなるので、死の危機からの救命という、患者や家族にとっては「神の技」とも言いたくなる。

帰国後、湘南鎌倉総合病院の副院長・院長を務め、二〇〇〇年五月に、心臓病専門の葉山ハートセンターを立ちあげ、院長そして名誉院長となって現在に至る、というのが須磨さんの経歴である。だがもちろん、まだこのときは、蛯澤さんも奥さんも、須磨さんとの面識はない。

かくして、日本でのバチスタ手術第一例は、一九九六年一二月に行われ、マスコミにも報道された。

手術は成功裡に終わったのだが、その後、この患者さんは肺炎のため残念ながら亡くなってしまう。

一方、蛯澤さんの一九九七年初の入院の状況は、きわめて厳しいものだった。今までにない苦しみのようだった。脂汗《あぶらあせ》が出るほど、大変悪い状況になった。肝臓をはじめ、多臓器不全という末期症状で、もう長くはないでしょう、とも言われた。このとき、親戚にも事情を初めて明らかにし、たくさんの〝最後の〟お見舞い客が蛯澤さんを訪ねた。奥さんは、喪服も用意したような状況であった。

バチスタ手術第一例の患者さんが亡くなったニュースは、もしかしたら日本でのバチスタ手術の道が閉ざされるかもしれないという暗い気持ちを抱かせた。もちろん、須磨さん自身もこの道を閉ざすわけにはいかない。亡くなった患者さんの遺族の気持ちも同じで、それが「命のつながり」を実現するきっかけとなり、そのとおりになった。

このとき、奥さんは一色さんに、現在の夫の身体状況でバチスタ手術が受けられるかとの手紙を書いた。一色さんからはすぐに返事がきた。そして蛯澤さんのことはすでに須磨さんに話してあり、また手術を受けられる可能性が十分あることを知らされた。その間、第二、第三、第四例と須磨さんのバチスタ手術は、成功の実績を積み重ねていった。

そしていよいよ蛯澤さんにそのチャンスが巡ってくる。蛯澤さんの家族全員が須磨さんと巡り会う日が訪れた。そのときのことを奥さんは次のように語ってくれた。

「須磨先生にお目にかかった瞬間に、もう主人は助かるに違いないと確信できました。先生から受けるオーラみたいなものがあって、お話を伺う前から、家族全員がそんな気持ちになりました」

しかし当の蛯澤さん自身は、バチスタ手術のビデオを見て、こんな大変な手術を受けるのかと、内心逡巡して即答できない。その日、蛯澤さんは病院に戻らねばならないが、須磨さんは、「今日は何でも好きなものを食べてください」と家族に伝える。「バチスタのビデオを見たあとで、ステーキは無理ね」などと軽口をたたけるほど、家族の胸の内は積年の霧が旗日のように晴れ上がっていた。この日が、蛯澤さんの運命の一つのゴールの日だったに違いない。蛯澤さんは、翌日に手術を決断した。

一九九七年四月一〇日である。

五月八日、湘南鎌倉総合病院へ転院。術前検査。五月二〇日、手術は無事成功。五月二三日、第三例目の先輩患者が退院されるときには、蛯澤さんは歩いて見送ることができたほどの回復ぶりだった。六月一一日、帝京大学病院に帰還転院。七月一七日、無事退院。その間の六月三〇日、実は蛯澤さんは、六〇歳で無事、会社を満期退職する日を迎えた。

それから四年後の今年二〇〇一年九月、葉山ハートセンターの須磨さんのもとに、イタリアから一枚の旅の絵はがきが届く。差出人は、蛯澤さんご夫妻。現在もとても元気で、この幸運の道筋を語っていただいた。ただ、最後に、蛯澤さんはどうしても一言恨み節を語らねばならなかった。

術後、快復順調な日々のなかで、奥さんが蛯澤さんの健康管理を気にするあまり、蛯澤さんのエビ天の衣を、食べる前に全部落としたのだそうだ。蛯澤さんが、どうもこれだけは許し難かったと語る、その深い喜びと感謝の気持ちはよく伝わるものだった。

このようにして、心臓外科医・須磨久善さんの日本におけるバチスタ手術成功の実績と、バイパス手術の高成功率は、世界的な注目を集めた。多くのマスコミも、葉山ハートセンターや須磨さんのことを紹介した。

本書は、その須磨さんが、母校の小学生たちに自分が懸命に取り組む仕事の現場を見てもらおうとした、NHKテレビ番組「課外授業　ようこそ先輩」の全取材ビデオ及び本書のための新取材によって構成した。

「かっこいい」と人から言われることは大切なことです、と須磨さんは本書で語る。本書を読み終えた読者の方にも、子どもたちの感想と同じく、「須磨さんはかっこいい」とつぶやいてもらえるに違いない。

須磨久善（すま ひさよし）

プロフィール

1950年	3月1日	兵庫県生まれ
68年	3月	甲南高校卒業
74年	3月	大阪医科大学卒業
	4月	虎ノ門病院外科レジデント
78年	4月	順天堂大学胸部外科
82年	7月	大阪医科大学　胸部外科
84年	1～6月	米国ユタ大学心臓外科留学
89年	2月	三井記念病院循環器外科科長
92年	5月	三井記念病院心臓血管外科部長
94年	8月	ローマカトリック大学心臓外科客員教授
96年	10月	湘南鎌倉総合病院副院長
98年	1月	湘南鎌倉総合病院院長
2000年	5月	葉山ハートセンター院長
01年	5月	葉山ハートセンター名誉院長

葉山ハートセンターの紹介は116～117ページ参照

授業 1

心臓との出会い

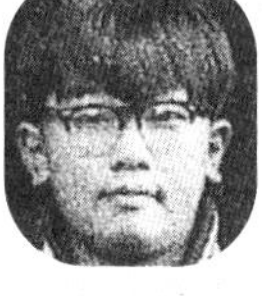

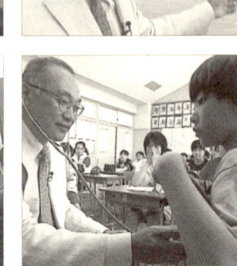

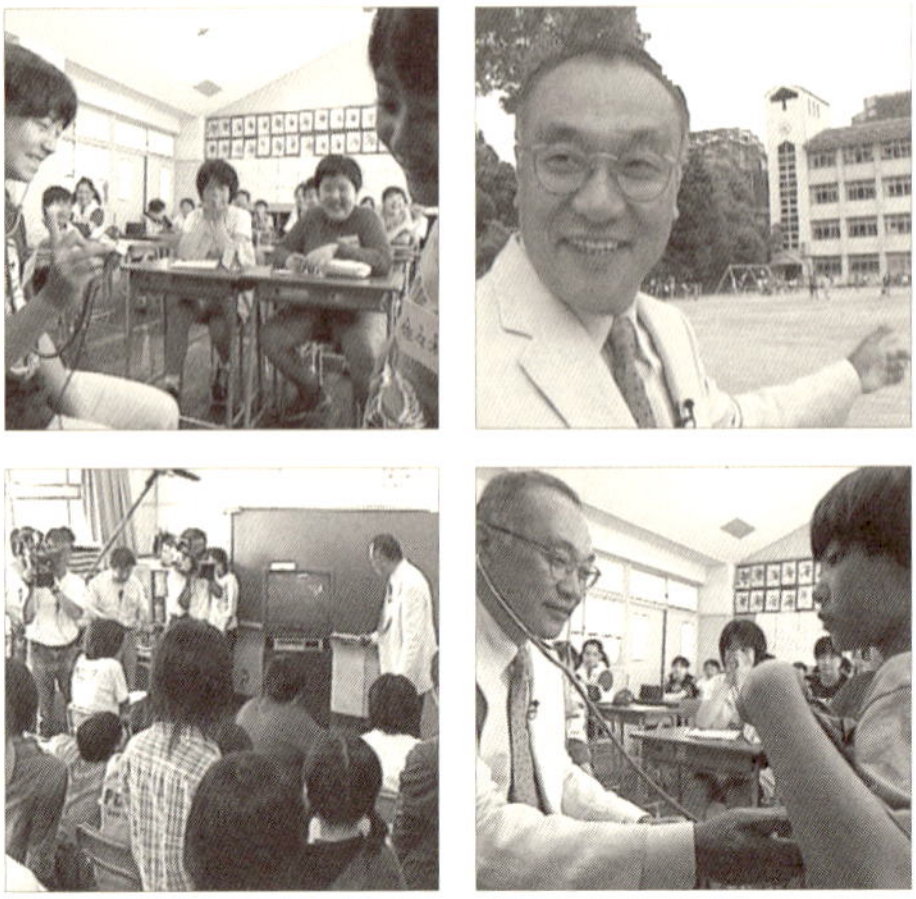

心臓が動いて、生命がある。心臓は、動いていることが自分で感じられる臓器だ。動いていることを感じることは、生命を実感することでもある。

須磨さんは特別仕様の聴診器を用意して、子どもたちに心臓の動いている音を聞かせる。次に、生きている心臓の動きをコンピュータ画像で見せる。

ふだんは意識しない心臓の動きを聞き、そして見て、子どもたちは心臓との出会いを経験する。

これが授業の始まりだった。

心臓の動いている音を聞いてみよう

四〇年前の卒業写真

授業は、須磨さんの母校、神戸市立こうべ小学校の六年三組の教室で行われた。（学校の紹介は一八〇ページ参照）

須磨　おはようございます。みんなの顔写真も見て、作文も読んできましたから、君たちとは初対面じゃないみたい。今日は、よろしくお願いします。

ぼくの名前は須磨久善《すまひさよし》。心臓外科医をしています。そう言うと、怖《こわ》そうに思うかな？ぼくが君たちの席に座っていたのは、ちょうど四〇年前になります。ぼくはここから歩いて五分ぐらいのところに住んでいて、毎日ここに通っていました。要するに君たちの先輩《せんぱい》です。お医者さんだと思わずにリラックスしてね。そして今日は一日、楽しく過ごしましょう。

自己紹介の代わりに、ぼくの四〇年前の写真を配ります。卒業写真です。当時の写真はま

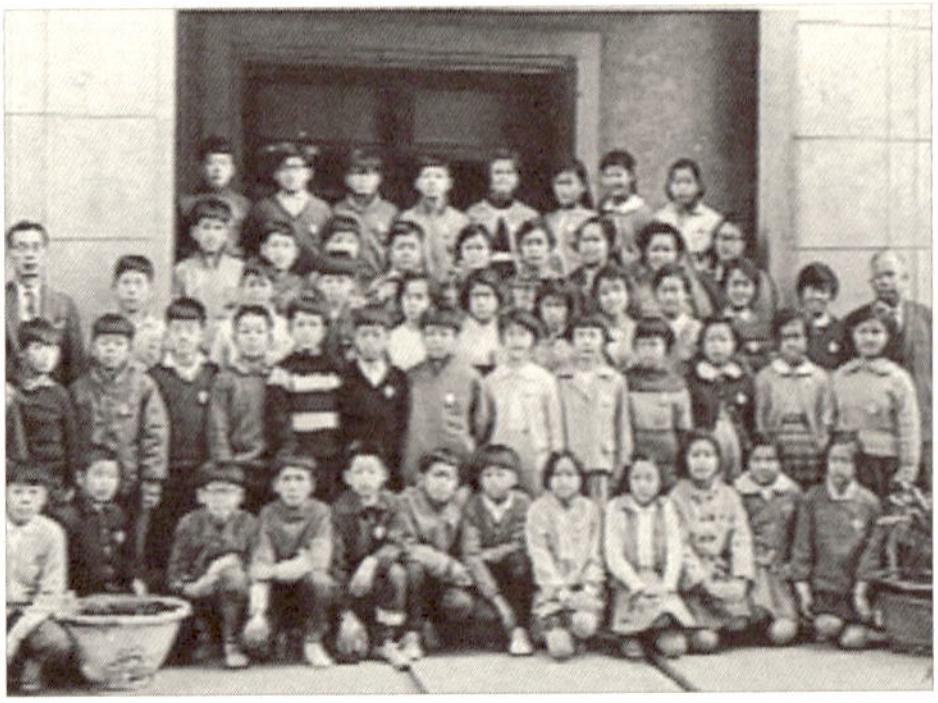
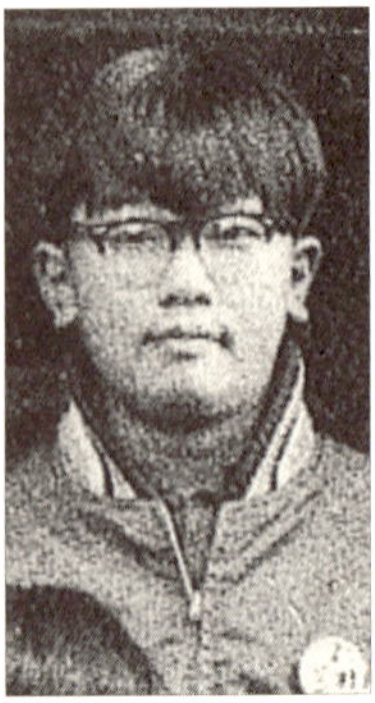

だ白黒です。さて、写真のどこにぼくがいるかを見つけたら手をあげてください。

子どもたちは、一人ひとりに配られた写真をいっせいに裏返し、昔の須磨さんを探す。須磨さんは子どもたちの間を歩いて、指さした顔に「ブー、違う」とか「ヨッシャー。でもどうしてわかったの。どうしてこれだと思ったの？」と声をかけていった。なかなか当たらないものだ。正解率は高くない。

須磨　どこか面影《おもかげ》がありますか？

男子　めがね。

須磨　めがねなんて、みんなかけてるじゃない。賢《かしこ》そうとか何とか言ってよ。ぼくは、いちばん上の左から三番目です。

子どもたち　うそー！

須磨　君たちと変わりません。だから、今日はあんまり緊張せずに楽しくやりましょう。賢そうな顔はしてるけど、いじめられっ子だったんだから。

ぼくの同級生は君たちのお父さんよりもっと年上だよね。ぼくは今、五一歳。

心臓はどんな形でどこにある？

須磨　まず最初に、心臓とはどういうものかということをみんなで勉強しましょう。紙を配ります。心臓は体の中にありますが、どんな格好でどの場所にあるか、絵に描いてみてください。

男子　えー、わからん。

須磨　思いついたままでいいから。例えば、（板書しながら）こういうふうに、顔があるでしょ。体があって、ここがおへそ。だいたいこういうふうに描いて、体のどこに心臓があって、それはどんな格好をしてるか。パッパっと描いてください。深く考えなくていいよ。

女子　ここら辺かな？

須磨　体をまず適当に描くでしょ。頭があって手と足があって体がある。手や

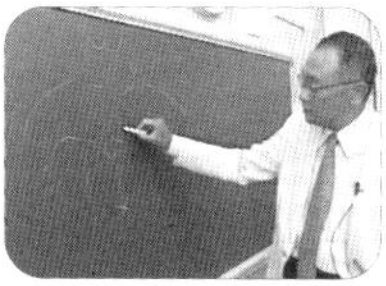

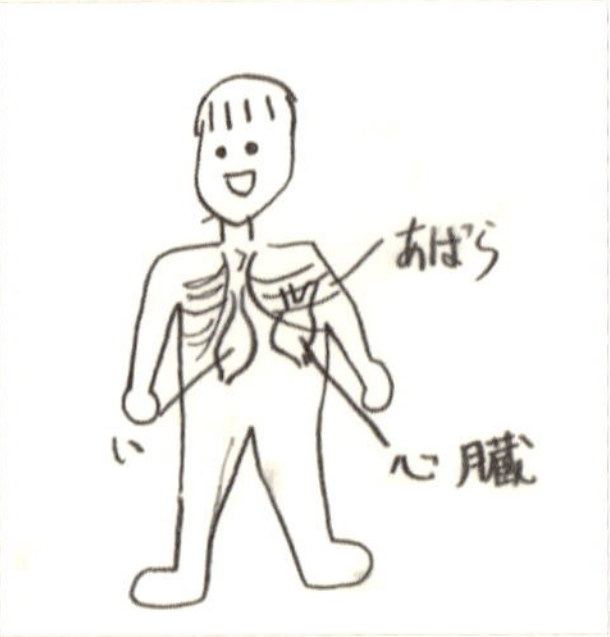

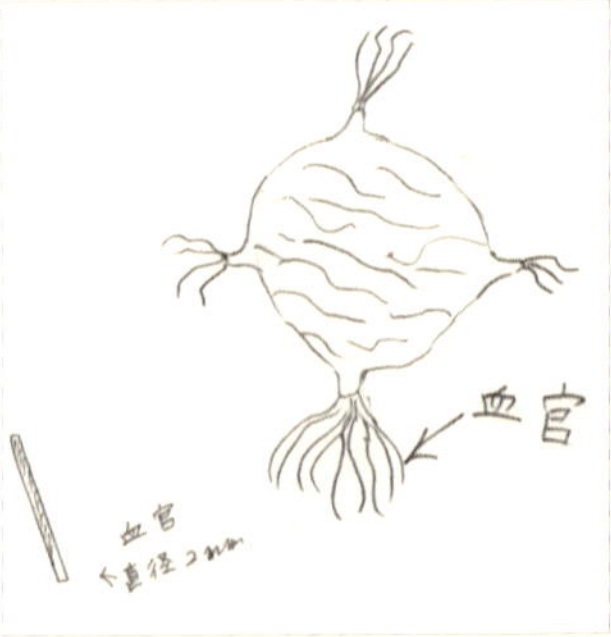

毛が生えた心臓？

顔をていねいに描かなくていいからね。絵の時間じゃないから。わりと悩むんだね、みんな。ぼくだって子どものころは、わからなかったもんね。

子どもたちが描いた絵を須磨さんは見て回って、「だいたいよろしい」「あっ、わかってますね」「かわいくていいね」「はい、オッケー」「これもいいですよ」「すごくリアルです」「はい、合格」などとコメントをしながら、みんなの心臓のイメージを探す。

須磨　（女子の絵を見て）大きな心臓だね。（笑い）それ何？　毛が生えている心臓？
女子　違うの。血管。
須磨　血管か、そうか。（女子の絵を掲げ）これをちょっと見て。毛の生えた心臓だと思ったら、血管でしたね。これはなかなかいい。

みんな、だいたい何となくわかっているみたいですね。

心臓がどこにあるか、というのを自分で感じることはありますか？

子どもたち　ある。

須磨　心臓ってドキドキしてるでしょ。これから、そのドキドキする心臓の音をみんなで実際に聞いてみましょう。

男子　えっ！

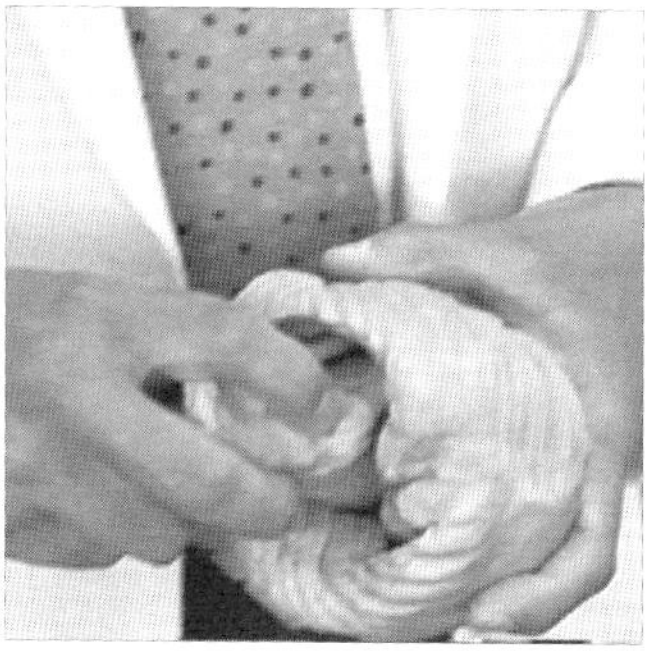

心臓の模型

須磨　心臓って、みんなは体の左側にあると思っているけど、ほとんど真ん中にあります。大きさは握《にぎ》り拳《こぶし》くらい。病気になると大きくなるけどね。元気なときは、（自分の拳を見せながら）これくらい。こんな形をしています。（ゴムの模型を取り出す）

男子　うわー。

須磨　これが心臓です。ゴムだよ。

男子　胃袋《いぶくろ》みたい。

男子　どこが入口で、どう見ていいかわからないよ。

心臓の音が聞こえる！

須磨　じゃあ、まず心臓の音を聞こうか。あとで聴診器《ちょうしんき》に触《さわ》らせてあげますからね。ふつうはお医者さんが患者さんに聴診器を当てて、その音はお医者さんだけにしか聞こえないでしょ。それじゃつまらないから、今日はみんなに聞こえるように特別仕様の聴診器をつくってもらいました。（聴診器にマイクがついていて、教室のみんなにも聞こえる）

（須磨さん、自分の耳に聴診器をつける）佐々木君、ここに座ってくれる？　こういうふうにして診察《しんさつ》するんだよ。

おかげんはいかがですか？

佐々木　ちょっと緊張《きんちょう》。

須磨　そうか。じゃあ、ちょっと洋服を上げて。（男子の胸に聴診器を当てる）

（教室に男子の心音が響く）

須磨　心臓はこんなふうに動いているんだよ。だんだん速くなっていく。

男子　はやっ！

須磨　緊張してるからね。

松本まりあさん、ちょっとおいで。佐々木君、松本まりあ先生に診察してもらってください。

佐々木君はTシャツを上げてください。もっともっと上げて。（子どもたち、笑い）

（松本さん、佐々木君の胸に聴診器を当てる）

須磨　なんか、高なってるね。（笑い）さっきより速い。さっきより音が大きいね。（みんな笑う）なんでかな？

　こういうふうに、心臓というのは休まずに動いているし、ちょっとした気持ちの変化でどんどん速くなったりするから、心臓って本当に心とつながっているんだよね。今度は神藤君、有本さん。では、有本愛先生が診察します。聴診器を当てるときに「おかげんはいかがですか？　気分はいかがですか？」ってきくんだよ。

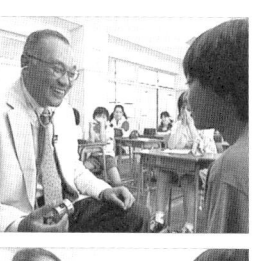

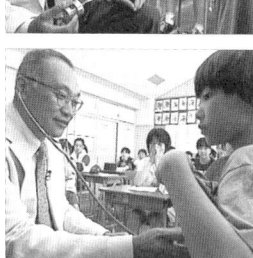

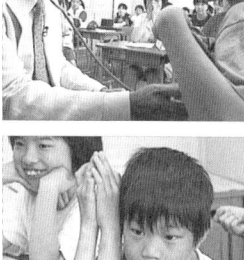

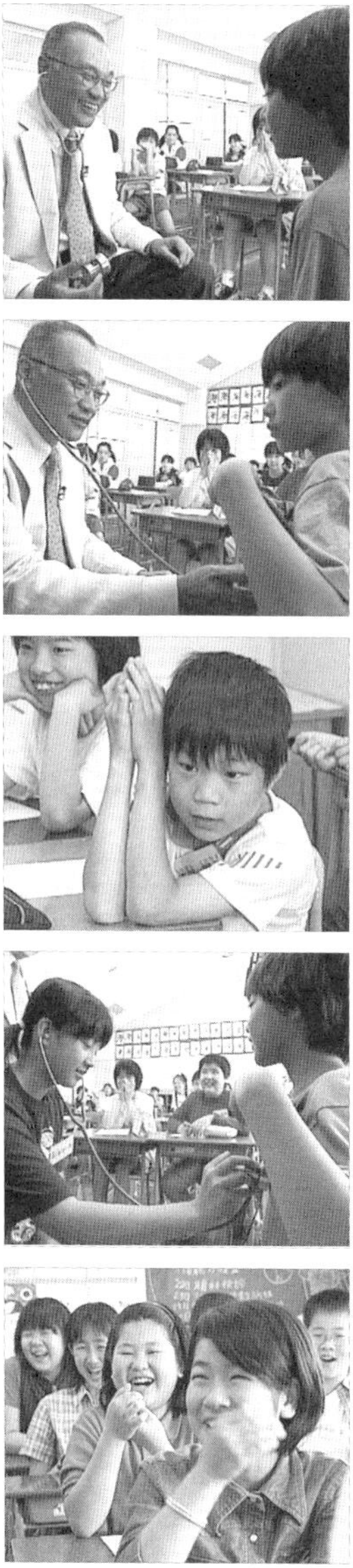

おかげんはいかがですか

（ドキンドキンドキン）

子どもたち　はやーい！

須磨　じゃあもう一人。杉原君。（須磨さんが聴診器を当てる）どうですか？　今の気分？

男子　緊張してます。

須磨（みんなの方を向いて）聞こえる？　すごい音だよね。すごくしっかり打っている。このポコンポコンという音は、なんでこんな音が出るんだろうね。

男子　体全体に血を送り出している。

須磨　血を送り出しているんだけど、そのために心臓が何かをしているんでしょう。緊張してるだけでは音は出ないよ。

　心臓は四つの部屋に分かれています。そしてそれぞれの部屋の上と下との間に弁《べん》があって、弁が開いたり閉じたりする。心臓の中には弁がある。要するに入口のドア（弁）を開けたり閉めたりする。そのバタンと閉まる音がドキンという音。だから弁が壊れると、変な雑音が入る。それで心臓に病気があるかどうかがわかる。（次ページ参照）

　では、聴診器をみんなに配ってください。公共の場だから、女の子が男の子の心臓の音を聞いてください。逆だとちょっと困るでしょ。あとは男の子どうしで聞いてください。

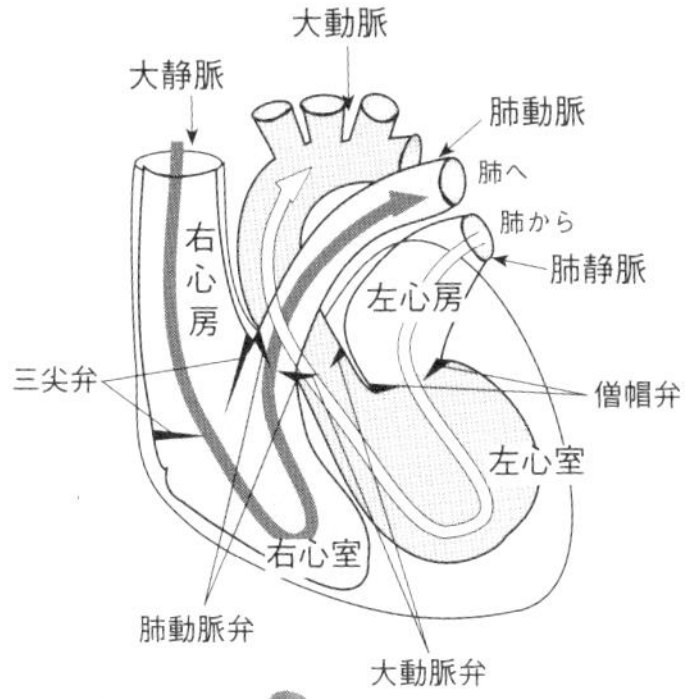

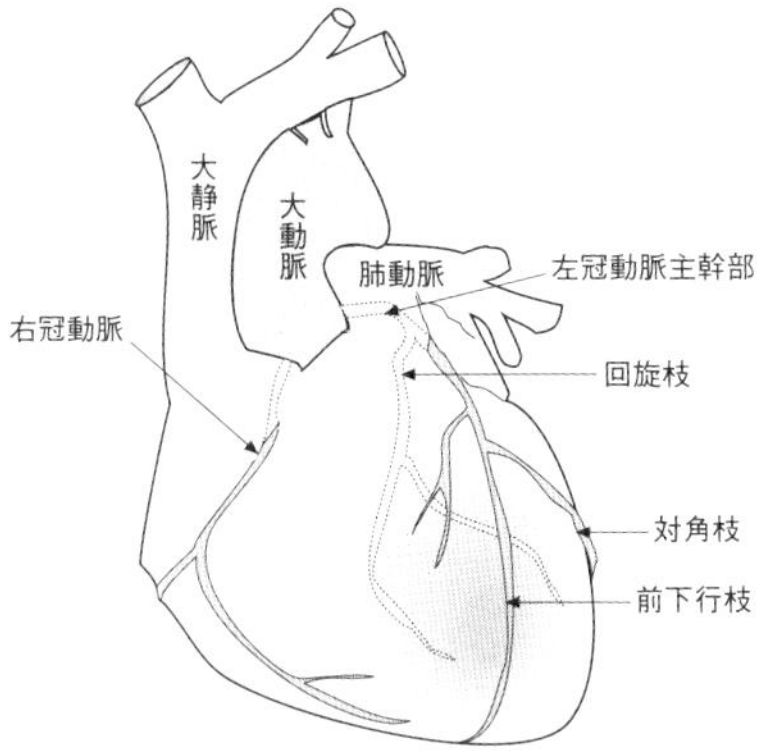

冠動脈

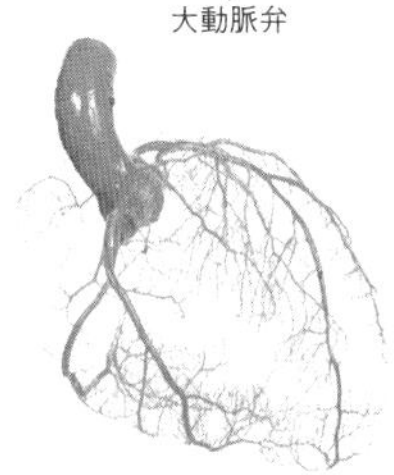

心臓は、全身に血液を循環《じゅんかん》させるポンプである。血液を受け入れるところを心房《しんぼう》、送り出すところを心室《しんしつ》とよぶ（ヒトは二心室二心房）。全身から戻った血液（大静脈）は右心房《うしんぼう》に入り、右心室《うしんしつ》から肺《はい》へ送り出される。肺で十分な酸素を取り入れた新鮮な血液は左心房《さしんぼう》に戻り、左心室《さしんしつ》から全身へ、酸素と栄養素を運ぶために送り出される（大動脈）。

心房と心室の間、心室と動脈の間にはそれぞれに弁があって、血液の逆流を防いでいる。

心臓というポンプ自身が働くためにも、酸素や栄養素を供給する動脈が心臓自身に必要である。それが冠動脈《かんどうみゃく》である。冠動脈は大動脈の根元から枝分かれし、さらに枝分かれをしていって、網目状《あみめじょう》に心臓を包むように分布する。

この枝の一部が狭《せば》まったり（狭心症《きょうしんしょう》）、詰《つ》まると（心筋梗塞《しんきんこうそく》）、心臓の働きが不可能になる。

使い方わかるかな？　この膜《まく》をポンポンと手で叩《たた》いてごらん。大きな音が聞こえるでしょ。

子どもたち全員が、友だちの心臓の音を聴診器で聞きあった。女子が男子の音を聞くという須磨先生のたくらみは、見事な効果を表した。心臓が速く打つことがよくわかる。

須磨　昔は、お医者さんが直接胸に耳を当てて聞いていた。それが、聴診器を発明した人がいた。医学の歴史というのは、お医者さんが一生懸命薬をつくったり、手術をしたりするだけではなくて、医療に使う道具、聴診器やこれからみんなに見てもらう新しい画像診断《がぞうしんだん》とか、そう

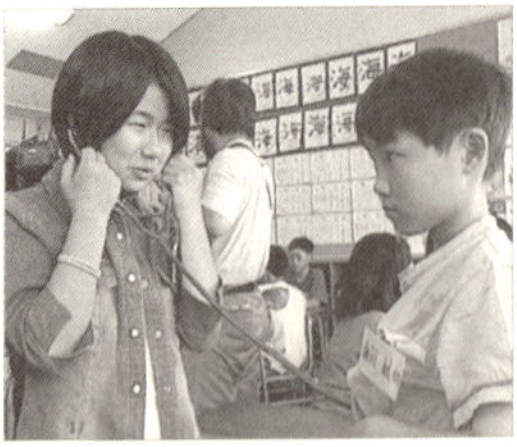

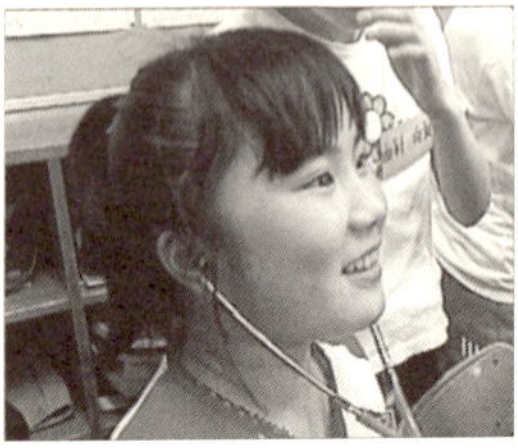

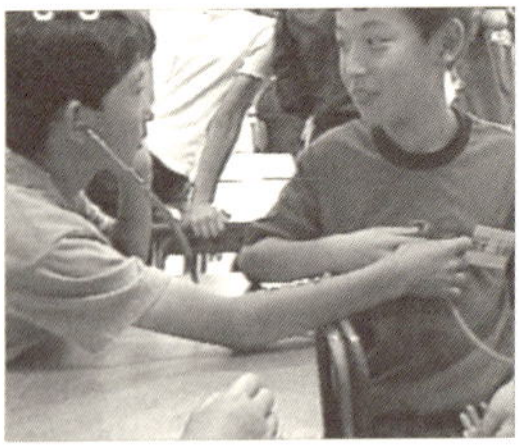

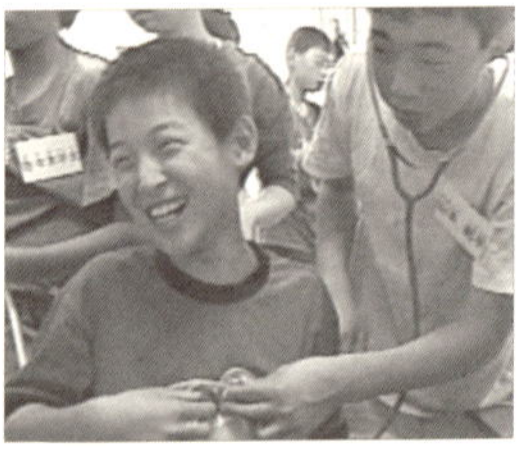

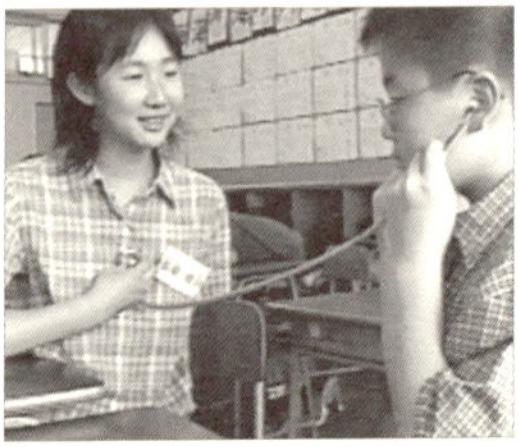

いったものがどんどん進化して、病気が見つかって早く治せるようになったわけです。

心臓は、今音を聞いたように、動いています。一分間に七〇回ぐらい打っている。子どもはふつうもっと速いです。九〇回ぐらい打つことがある。大人になるとだいたい七〇回ぐらいです。ということは一日に何回打つかな？　はい、計算。一分間に七〇回。

男子　一〇万八〇〇〇回です。

須磨　すごい！　そうです。思っているよりもたくさん心臓は打っている。それが一日ですからね。三年だったら一億回。心臓というのは働き者なんですよ。これがちょっとでも元気がなくなって打つ回数が減ったり止まってしまったりすると、それだけで人間は死んじゃうわけね。

だから昔は心臓の中には神様がいると言われていた。もう何千年も前の話だけどね。心臓の中には神様がいるし、心臓を触ったり、手術なんかしたら、もうこれは死んでしまう。触っちゃいけない臓器だと言われていたから、心臓の手術なんていうのは本当に考えられないことだったんですね。

逆に、病気になってどんどん心臓が弱ってくると、お薬だけではなかなか治らなくてたくさんの人が死んでいった。何とかその悪いところを治して元気な心臓に戻そうというのが、心臓外科の始まりです。

心臓の動きを見てみよう

心臓の動きを見てみよう

須磨　これから心臓がどういうふうに動いているかというのを見てみよう。
（ビデオの画面を見ながら）はい、これが心臓です(1)。これはＭＲＩ《エムアールアイ》（磁気共鳴映像《じききょうめいえいぞう》）という画像で、体の中を見ています。

(1)

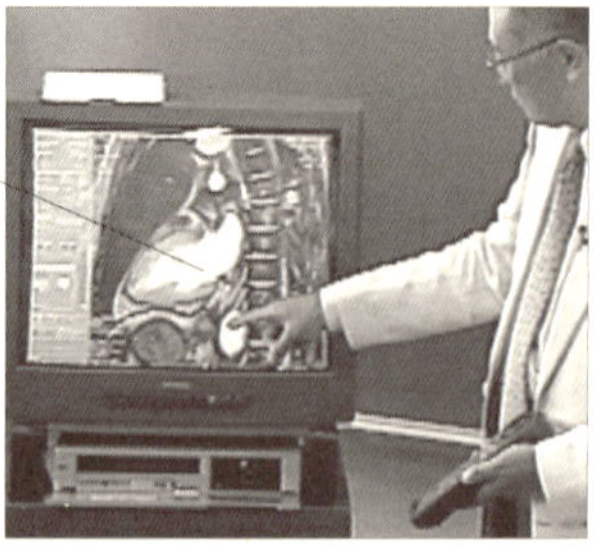

(2)

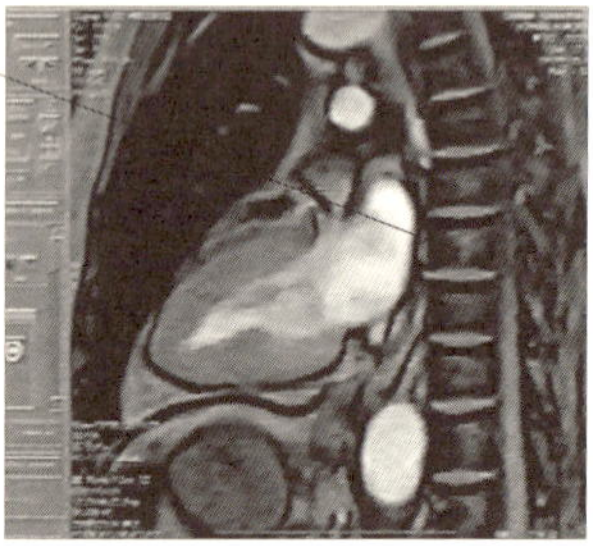

(3)

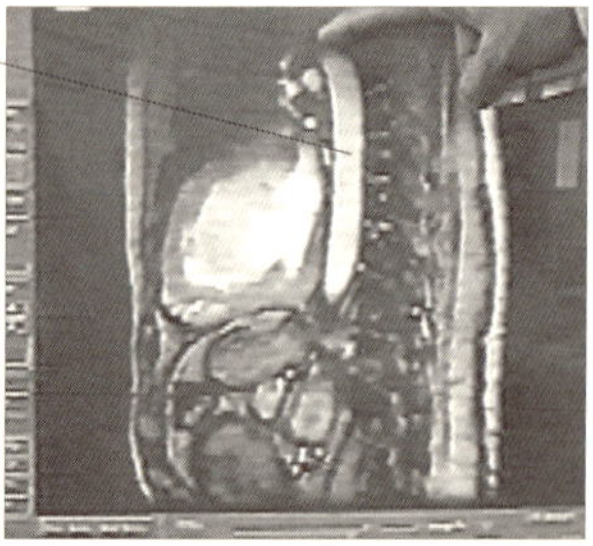

男子　ピカソの絵みたい。

須磨　体は横向きです。体がこんなふうに見えます。(2)が背骨《せぼね》です。(3)が大動脈。心臓から血液がドーッと送り出されてきます。こんなふうにして心臓は動いている。

（別の画面）これは超高速《ちょうこうそく》ＣＴ《シーティー》スキャン（コンピュータ断層撮影《だんそうさつえい》）といって、こういう方法で心臓が立体の三次元で見えるようになっています。これは生きている患者《かんじゃ》さんの心臓だよ。それがこんなふうに立体的に見えるの(4)。

心臓は四つの部屋に分かれていると言いましたが、大きく分けて右側と左側に分かれています。右側というのは、使って古くなった血液、静脈血というのが戻ってきて、それをため込んで肺に押し出すところ。肺が吸い込んだ空気から酸素をもらって赤い血になってそして左の心臓に戻ってきて体中に送り出される。（二五ページ参照）

（別の画面）これは心臓の中だよ(5)。ふつうのカメラじゃなくて、ＣＴというコンピ

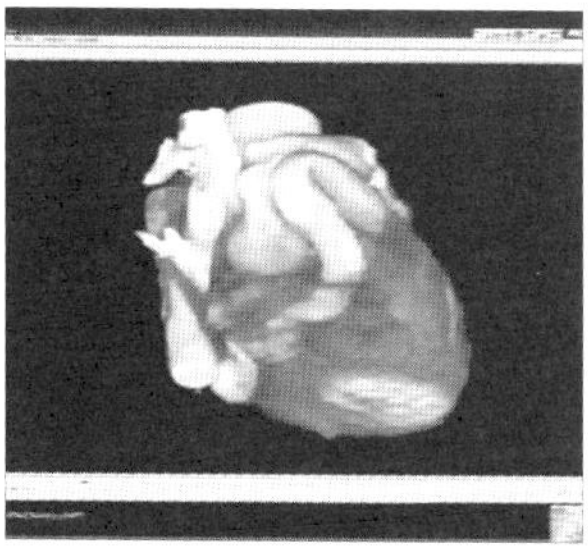
(4)

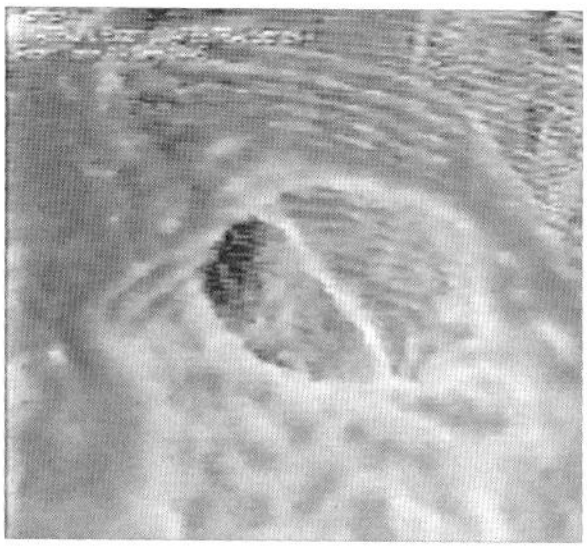
(5)

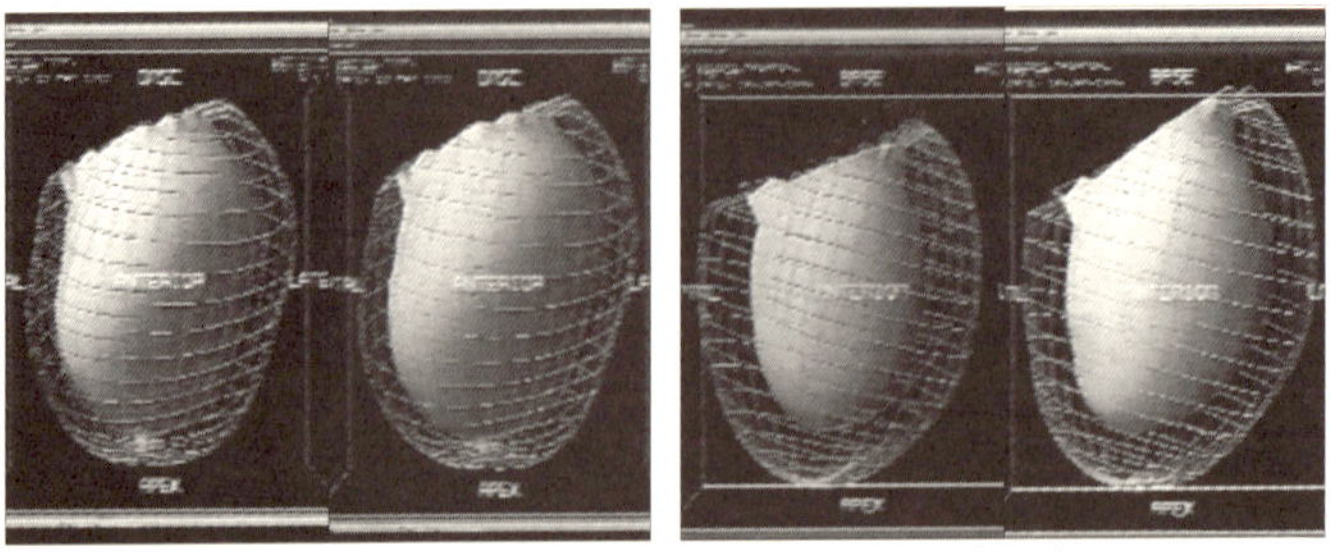

病気の人　　ふつうの人

(6) 左収縮、右伸張

ユータグラフィックスで立体的に見えるようになっています。

(6)はまた別の装置で、心臓のどこがよく動いているのかがわかります。病気になった人は心臓が動かなくなるんだけど、どこが動いていないかがわかれば、どういうふうに手術したらいいかがわかる。病気の心臓は、さっきと比べてぜんぜん動いていないでしょう。「拡張型心筋症《かくちょうがたしんきんしょう》」という病気の人の心臓です。大きくなって壁《かべ》が薄くなっています。こうなると力強く血液を送り出すことができないのね。こうなると「心不全《しんふぜん》」といって、苦しくなって寝たきりになります。こういう人にバチスタ手術とか、あるいは心臓移植《しんぞういしょく》をします。

ふつう心臓はラグビーボールみたいな形をしています。病気になると、それがバスケットボールみたいになる(7)。

もう一つ心臓にとって大事なのは、心臓に栄養を送る血管、冠《かん》動脈《どうみゃく》(8)、これが心臓の周りに何本かあります。そこにカテーテル

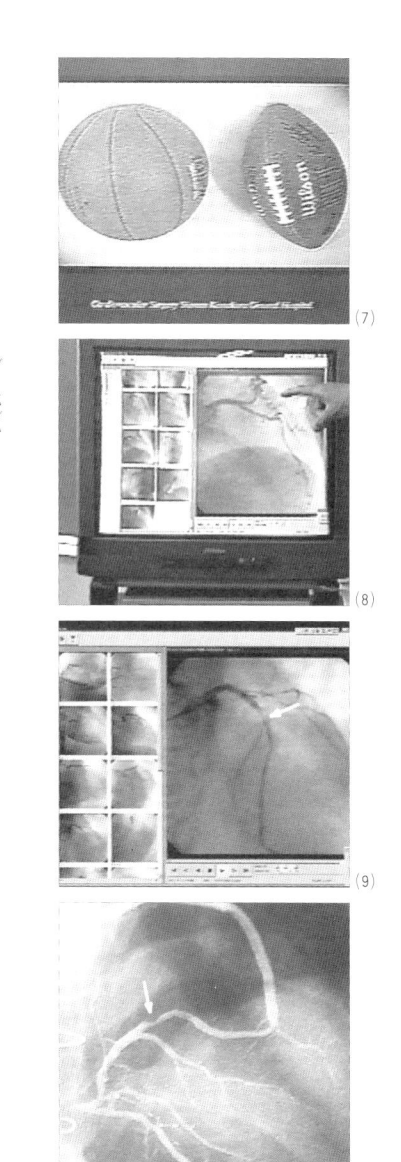

(7)

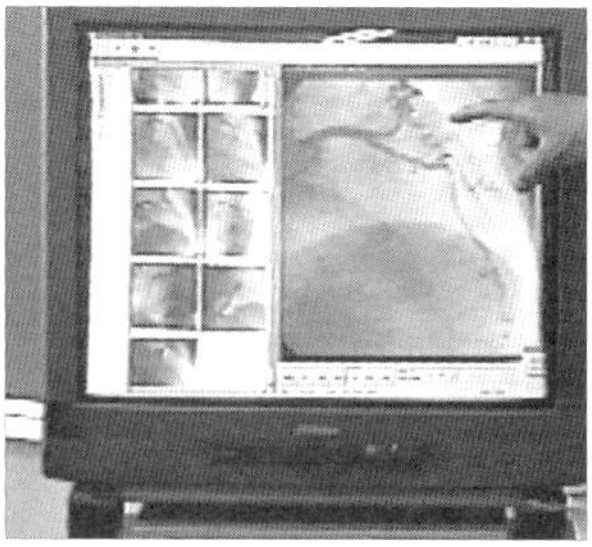
(8)

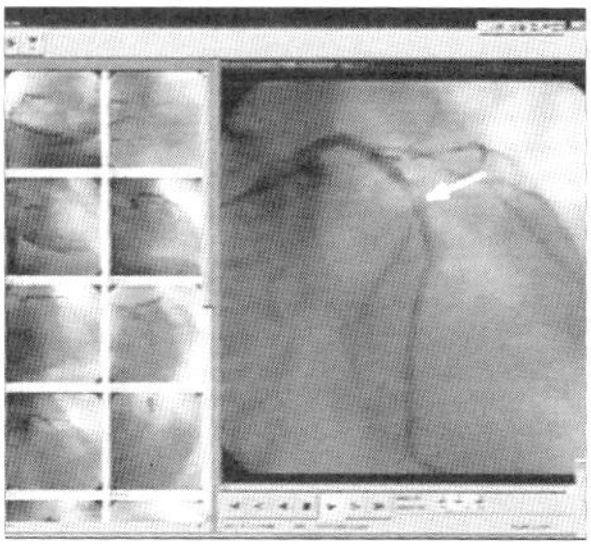
(9)

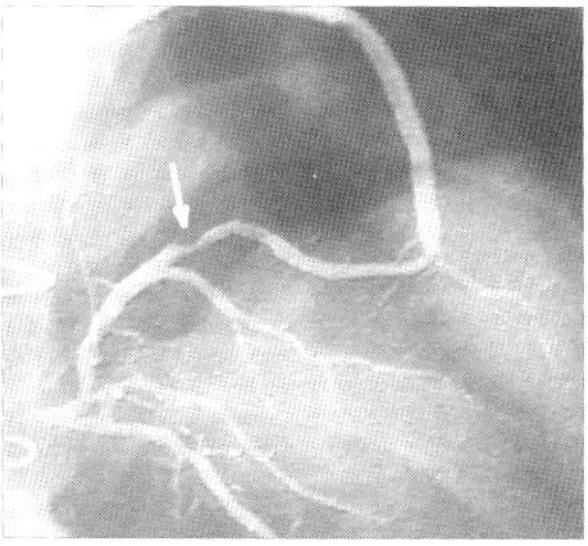

という細い管を入れて、造影剤《ぞうえいざい》を入れるとこういうふうにサーッと写ってきます。見える？これがきれいに通っていれば、心臓には十分な栄養がいっているということがわかります。

ここわかるかな？　(9)狭くなっているでしょう？

子どもたち　おおー。

須磨　ここは動脈硬化《どうみゃくこうか》になって、コレステロールがたまって詰《つ》まってきます。ここが詰まって血液が流れなくなると、心筋梗塞《しんきんこうそく》という病気になります。それによって突然死《とつぜんし》したりするわけですね。動脈硬化から狭心症になって、ここが詰まっても死なないようにするのがバイパス手

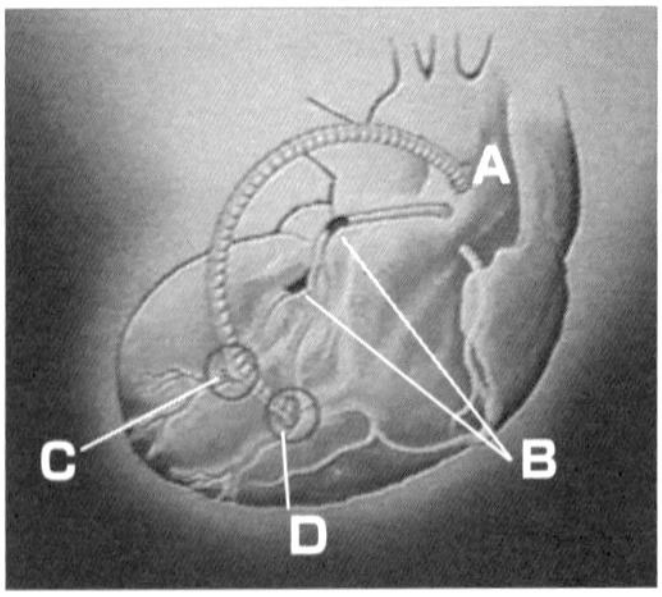

術です。

君たちは明日葉山《はやま》に来て、明後日には手術を見ると思うけど、そのときわたしはこのバイパス手術をやることになると思います。ここが詰まりかかっているでしょう。こういうふうに血管のどこが詰まっているのかがわかる検査ができるようになって、この病気の治療が飛躍的《ひやくてき》に進歩しました。

手術の理屈《りくつ》は、こういうふうに詰まっているところがあったら、そこを越えて新しい道をつくる、バイパスですね。新しい血管をつける。そして、ここAから血液が流れて、Bが詰まっていてもその先のC、Dに直接血液がいくようにして、心臓が元気なままに働けるようにします。これがバイパス手術。これを君たちに見せます。

心臓とは何か?

須磨　心臓というのは、ラグビーボールのような形をしているんだよ。細長くて、これがギュッとねじれるようにして縮《ちぢ》むから血液が送り出される。心臓が弱ってくると、バスケットボールのように丸く膨れてきます。こうなると、もう縮むことができなくなる。だから血液をため込んだだけで送り出せなくなるから、体に十分な血液がいかなくなって、息が苦しくなったり顔がむくんだり、おしっこが出なくなったりして寝たきりになる。それを心不全といいます。

だから心臓って本当に働き者だということがわかったよね。しかも運動してもドキドキするし、ちょっと気持ちが高まってもドキドキするし、すごく変化する臓器です。

今度手術を見たらわかると思うけど、心臓はだいたいみんな同じ形をしていて、同じ色をしていて、同じように動いている。心臓は、女の子も男の子もいっしょだし、お年寄りも子どももいっしょだし、黒人も白人もアジアの人も、皮膚《ひふ》の色が違ってもみんないっしょ。お金持ちも貧乏人もいっしょなの。それで、それが止まればみんな死にます。

だから心臓のことを考えれば、「みんな仲間だ」って簡単に思える。心臓が止まってしまうと、他のところが全部大丈夫でも、死んでしまう。心臓というのをいつも感じていると、同じ心臓があの人にもあって、こっちの心臓も一生懸命動いていて、それぞれの人がからみあって生きていると思えば、独りぼっちじゃないと思うし、いやなやつなんていないと思うし、みんなで助けあおうと思えるよね。

心臓というのは、体の中ではっきりとそこにあるというのがいちばんわかる臓器なんだ。どうしてかというと、それが動いているから。だから寂しくなったり、何か辛《つら》いことがあっても、胸に手を当てて考えてごらん。ドキドキドキドキしてるから、「あ、生きているんだ」ということがわかる。心臓を感じるというのは、命を感じることにつながるからね。だから今日聞いた音を思い出して、自分はいつもドキドキしているかと、考えてください。

子どもたちからの質問

心臓外科手術について

須磨　では、何か聞きたいことがあれば、質問してください。

男子　バイパス手術のときに使う管は、何でできているんですか？

須磨　自分の体のどこか別の部分から血管を取ってきます。本当は人工血管というものがあれば、自分の体から取ってこなくてもすむんだけどね。直径が一ミリから二ミリくらいのすごく細い血管なんです。だからそんなに細くて、しかも何年間も詰まらない人工血管というのは、まだ開発されていません。

かといって他人の血管をもらうと拒絶反応《きょぜつはんのう》が起きて、また詰まってしまう。だから自分の体の中にある血管で、太さと長さがちょうど具合がよくて、しかもその血管を取ったからといってそこが痛んだり腐《くさ》ったりしないような、そういう場所の血管を探して持ってきます。

男子　心臓が少しでも休んだら死ぬって言っていたけど、心臓は一度も休まないんですか？

須磨　ふつうの心臓は休みません。ときどき間《ま》の空くことがあって、そういうのを不整脈《ふせいみゃく》といいます。

ふつう、心臓は規則正しく同じ間隔でタッタッタと打つんです。ときどきその間隔が短くなったり速くなったり、途中、何秒間か休んでしまったりすることがあります。それで死んでしまうことはないんですけど、ふつうは休まずにきちんと打ちます。

男子　詰まった血管は、取り除かないんですか？

須磨　バイパス手術をするときは取り除きません。そこが詰まっていてもいいし、そのまま血液が流れている状態でもいい。だけどバイパス手術をする代わりにカテーテルを入れて、狭いところを風船で押し広げるような治療法もあるので、そのカテーテルで治療するときは、狭くなったところを直接治療します。バイパスの場合は、その先のきれいなところに血管をつないで、詰まりかかっているところには何も手をつけません。

男子　カテーテルって何ですか？

須磨　カテーテルは細い管です。腕や足のつけ根から刺して血管の中にスーッと入れて、それを心臓まで持っていきます。それで、カテーテルに造影剤《ぞうえいざい》というレントゲンに写る液を押し込んで映像を撮ると、心臓の血管がサーッと見えてきます。

男子　手術のとき、心臓は動くんですか？

須磨　基本的に、心臓が動いてる状態では心臓の手術はできません。なぜなら、心臓の中には血液が流れていて、そのままの状態で心臓を切ると、バーッと血が噴《ふ》き出して死んじゃいます。

だから心臓外科というのが発展しなかった本当の理由は、血を止められなかったからですね。心臓外科が発達し始めたのが、たった五〇年前です。外科手術自体は、じつは三〇〇〇年以上前からあったんです。エジプトに行くと、目が描いてあって、そこにメスが描いてある絵が三〇〇〇年以上前の壁画《へきが》にあります。だからそのころから、切って治すということはやっていたんだけど、心臓を切って治すということは、本当にごくごく最近までできなかった。

なぜかというと、心臓を止めると人は死んでしまうし、心臓を止めないと手術ができなかった。それを解決したのが人工心肺《じんこうしんぱい》という装置です。「人工」というのは、人の手でつくったということ。心肺は、心臓と肺。今から五〇年ほど前に、心臓と肺の代わりをする装置ができたんです。

古くなった静脈血を吸い込んで、酸素を吹きつけて赤い血にして、そしてポンプでまた体に戻すという、心臓と肺の代わりをする装置を取りつけるわけです。そうすると、それが回っている間は、心臓が止まっていても体は生きている状態にできます。そのおかげで心臓の手術がどんどんできるようになって、今ではほとんどの病気が手術で治療できるようになったんです。

男子　もし、手術しているときにバイパスが切れたらどうなるんですか。

須磨　手術しているときに切れるってどういうこと？

男子　もし、間違って切れたら……。

須磨　死んじゃうよ。だからもう、絶対にそういうミスは許されない。

男子　なんで血管の中の血が汚れるんですか？　汚れた血を肺に入れて戻すって……。

須磨　それは汚れたのではなくて、酸素を使われてしまって、十分な栄養分がなくなった血液のこと。だから別に汚れているわけじゃない。栄養分をいろんな臓器に運んで回って、空っぽになった車が戻ってくる、それが静脈血です。それを肺で酸素を吹きつけて、栄養分をいっぱいにして、また体に送っていく。そういう循環をしているわけです。

女子　詰まっている心臓の血管が三本とか四本とかたくさんあったら、それは全部を手術をするんですか？

須磨　もし病院に来て、手術しなくちゃいけないというときに、一か所だけじゃなくて何か所も詰まっていたら、全部バイパスにします。今日は一本だけにして来週二本目を手術しようということはしない。いっぺんに全部つなぎます。

女子　血液を通すバイパスを取りつけるのは、どういうふうにやるんですか？
須磨　手で縫《ぬ》います。それをこの次の時間、みんなでやってみましょう。
子どもたち　えーっ、まじ！
須磨　まじ。みんなは、今日、外科医です。手術の基本はもう何百年も変わってないの。手で縫って、手で結んでという作業は変わらない。オートマチックにパッとできる方法をいろんなところで研究してるけど、まだ実用には至ってない。一ミリから二ミリぐらいの血管を、みんな手で縫っていくんだよ。
女子　人間の体には、バイパスにできる管みたいなものは、絶対に一つはあるんですか？
須磨　ある、ある。使える血管は足の血管、腕の血管、胸の血管、それからお腹の中の胃の血管。こういったのがちょうど太さも長さもよくて、それを取ったからといって、足が腐るとか手が動かなくなるとかそういうことがないということは、ちゃんと確認されています。だから、けっこう何か所か使えるものがあります。手術のときに具合がよさそうで長持ちしそうな質のいいのを順番に使っていきます。

心臓外科医と病院

須磨　心臓外科医ってどんな人だと思う？　外科医って、どんなイメージを持っている？
男子　外科は、体の外を治す、治療《ちりょう》する人。
女子　体の中身をいっぱいぐちゃぐちゃ触《さわ》っている人。
須磨　（笑い）そっか。
男子　お医者さんというと、歳《とし》取った男の人を思い浮かべてしまう。
須磨　わたしは、若いですか？　どういうキャラクターっていうか、人間をイメージする？
男子　医学の知識とかにすごく詳しくて、やさしそうな人。
須磨　本当？　外科医って何か怖《こわ》そうなイメージだと思っていたけど。
男子　やっぱり心臓とかを触る人だから、目がきつそう。
須磨　目がきつい、ぼく？（自分の目を指さして）
子どもたち　ゆるい。
須磨　ゆるい？　今は手術じゃないからね。今度病院で会うときは、ちょっと変わっているかもしれないね。
　みんなは病院には今までに行ったことがあるよね？

子どもたち　ある。
須磨　みんなの作文を読むと、けっこうお見舞《みま》いに行ったり、自分が入院したりしてるね。
　病院のイメージって、どんなイメージ？
子どもたち　臭《くさ》い、怖い。
女子　白い。
男子　大きい。
男子　清潔《せいけつ》ではない。
須磨　清潔ではない、汚い、不潔《ふけつ》。はい、それから？
女子　静か。
男子　薬の臭いがする。
男子　待たされる。
須磨　待たされる！（笑い）
男子　つまらなそう。
須磨　つまらないね。楽しくない。要するに病院って行きたい場所ですか？
子どもたち　行きたくない。

須磨　要するに病院というのは、あんまり居心地《いごこち》のいい場所ではないですよね、みんなの印象では。でも、明日はきっとなんか違うなあというのを感じると思います。明日は、臭くない、暗くない、白くない、イライラしない病院に来てもらうから、楽しみにしていてください。

須磨先生自身のこと

男子　先生は、死にそうになったときとかあるんですか？
須磨　死にそうになったとき？　高校生のころ、ぼくはケガをして、ばい菌が入って、敗血症《はいけつしょう》というのになりました。そのときは、「きっと死ぬ」と先生に言われた。親もあきらめていたみたいなんだけど、大きな手術をしてね、無事助かりました。その後は、ほとんど元気です。
男子　先生は、目標にしている人はいるんですか？
須磨　うーん、そうだねえ。ぼくは医者になってから出会った人で立派な先生はたくさんいたから。そのときどきに「ああいう先生になりたいなあ」とか思ったことはあったけど、今までずーっと一人の人を目標にしていたことはありませんね。
女子　聞きにくいんだけど、手術に失敗したことはありますか？
須磨　あります。外科医というのは、最初から名人はいないし、いつも手術する相手が同じ状態じゃないし。なんて言うのかなあ、挑戦の連続なんだよね。切り損《そん》じたり縫い違えとかをしてだめだったということはないけど、きっとこの人はこの手術で助けられると思って一生懸命やったんだけど、よくならなかったということはいっぱいあるわけです。

それを二度と繰り返さないように、どこがいけなかったのかということをよく考えながら、次の手術をやっていくという繰り返しです。だから、手術に失敗したことのない外科医というのは、ぼくは世界中にいないと思います。

男子　手術をするときは、やっぱりすごくプレッシャーを感じますか？

須磨　いつも感じますよ。例えば、ぼくが何千人も手術していたとしても、一人ひとりはみんな初めてぼくに会って命を預けてくれる人だから、初めての出会いでしょ。だから全力で助けなきゃいけない。

手術といっても、言葉にすると「バイパス手術」という一言で、みんな同じように思うかもしれないけれど、一人ひとりみんな違うんだよね。だから微妙《びみよう》に違うところをちゃんと見つけて、いちばんいい方法の手術をしないといけないから、毎回毎回が初めての体験みたいなところもある。これは前に一〇〇回やったことがあるから、いつものようにやればいい、という感じで気楽にやる手術というのはありません。

女子　なんで心臓のお医者さんになろうとしたんですか？

須磨　ぼくは医者になろうと思ったとき、外科医になろうと思ったのね。内科とかほかの科ではなくて、外科医というのに憧《あこが》れた。

その外科医のなかで、どういうところを手術する外科医になろうかなと思っていたときに、心臓というのが特別な臓器に感じました。やっぱり心臓が止まると人は死ぬし、心臓というのは動いているわけだから、弱った心臓が元気になったら、見てすぐわかるでしょ。だからぼくにとってはすごくドラマチックなわけです。

そういうことを一生やっていけたらいいなと思って、心臓外科医になりたいと思ったんだけれども、思ってもなかなかだれにでもなれるようなものでもないからね。なれるかどうかわからないままにずっと一生懸命続けてきてここまで来ました。

男子　いつから外科医になろうと思ったんですか？

須磨　医者になろうと思ったのは、中学二年生ぐらいのときです。だから、今の君たちの年齢のときは、何も考えていなかった。中学に入ったころから、大人になったらどうしようかと思い始めました。

みんなは、まだあんまり考えないかな。でも、だんだん大人になると何かしなくちゃいけないと思い始めます。そう考え始めたときに、ぼくはまず自分が幸せな人生を過ごしたいと思った。不幸にはなりたくなかった。

では、自分が幸せになるにはどうしたらいいかと考えたときに、人をやっつけたりして自分が幸せになるのはよくないというか、ぼくにはできないと思ったから、やっぱり人に喜んでもらって、その人が嬉《うれ》しがっているのを見て、自分も幸せになるっていうのがいいなと思ったんです。

そういうことができる仕事にはどんなのがあるかなっていろいろ考えたなかで、医者というのはすごくわかりやすかったんだよね。困っている患者さんがいて、治してあげられる自分がいたら、もうそれで一対一の関係が成り立つわけでしょ。だれかをやっつけなくても、自分がちゃんと技術と知識を持っていればこの人に何かしてあげられるから、これがいちばんいいと思って、それで医者になろうと思った。

男子　医者になれたときは、どんな気持ちでしたか？

須磨　医者になったとき？　医者になるとき？　まず、医学部に入ったときは嬉しかった。ただ、医学部に入ったからいい医者になれるという保証はないから、一生懸命勉強しました。とにかく医学部を卒業して、医師免許を取って病院で働き始めてからがすごく大変だったけど、毎日ワクワクしていっぱいいろんなことを興味津々《きょうみしんしん》で吸収していったから、そのころはすごく楽しかったです。

男子　医者になったころは、やっぱり本物の内臓《ないぞう》とかを見て、気持ち悪くなって倒れたりしましたか？

須磨　不思議と、手術室に初めて入ったときはすごく嬉しかった。血を見たり、中の内臓を見て気持ち悪くはならなかった。でも、ぼくといっしょに入った人は倒れました。本当にバタッと倒れた。だから、人にはそれぞれ向き不向きがあって、血を見ると気持ち悪いという人は無理に見ることはない。でも、プロ意識でやっていくと、最初は気持ち悪いと思っている人でも、助けるためにやっているのだから、気持ち悪くなくなると思います。

男子　今までにいちばん長かった手術は、どのぐらいですか？

須磨　緊急手術《きんきゅうしゅじゅつ》で、夕方から始めて一晩中かかって、次の日の朝九時ごろまでぶっ通しでやったことがあります。たぶん、それがいちばん長かったんじゃないかな。

三時間という時間は、手術としてはふつうの長さなんだけど、ぼくらは毎日午前午後とやっています。明日みんなが神戸から東京まで来るときに、電車の中でずーっと立っていてごらん。絶対できないよ。でも、それと同じことを外科医は毎日毎日やっている。でも、そんなに疲《つか》れません。集中しているからね。

女子　初めて手術したときには、やっぱり失敗したらどうしようかとか思いましたか？

須磨　もちろんすごく不安だったし、実際に初めてだから、そんなに上手じゃなかったと思う。そういうときは、必ず先輩の医師がそばにいて指導してくれるの。だからまったくやったことのない手術を自分だけでやるということはなくて、ちゃんと経験のある人がついてくれる。それで、「ここをこうして、それでいいですよ、もっとこうしたら」っていうふうに教えてもらいながら、外科医は育っていくのです。

男子　手術をやり始めてから、挫《くじ》けそうになったことはありますか？

須磨　ありますよ、もちろん。この手術をこういうふうにやったら絶対助かるはずだと思っていたのに、助からなかったことがあると、自分が外科医に向いていなかったのか、こういうことを続けていっていいのかとか、すごく悩んだことは何度もあります。

男子　夜遅くから手術をやって、眠たくなったりしたらどうするんですか？

須磨　不思議なことに、手術をやっていると眠くならないし、お腹も空《す》かない。すごく集中しているからあんまりそういうことを感じないですね。あとでドッと疲れるけど。

男子　先生が初めて手術をしたのは何歳ごろですか？

須磨　心臓じゃなくて、とにかく初めて手術というのに立ち会ったのは、大学を卒業してすぐです。ぼくは東京の虎ノ門《とらのもん》病院というところに入って、そこで外科医のトレーニングが始まりました。だから、病院に入ってすぐにやりだしました。その一年目に、自分が術者として執刀《しっとう》する手術をしました。

女子　手術で死んだ人は何人くらいいますか？

須磨　手術で死んだ人か、何人ぐらいだろう？　何十人かぐらいだろうね。

男子　須磨先生は今までに何人ぐらいの患者さんを診《み》てきたんですか？

須磨　手術をした患者さんは、そうだね、もうすぐ四〇〇〇人ぐらいになるかな。

女子　先生から聞いたんだけど、須磨先生にしかできない手術があるというのは本当ですか？

須磨　うーん、ぼくしかできないという時期は確かにあった。今はだんだんそれがほかの先生でもできるように伝えていっています。ぼくもいくつかの新しい手術を考えてやり始めたから、そのやり始めたころは確かにぼくしかできないという時期はあったと思います。でも、それをいつまでも自分だけのものにしているのはよくないから、どんどん教えてあげるということもまたすごく大事なことなのね。

授業❷

バイパス手術実習授業

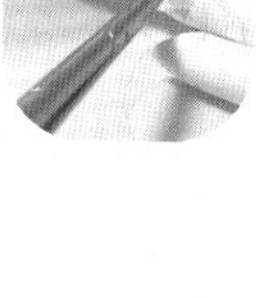

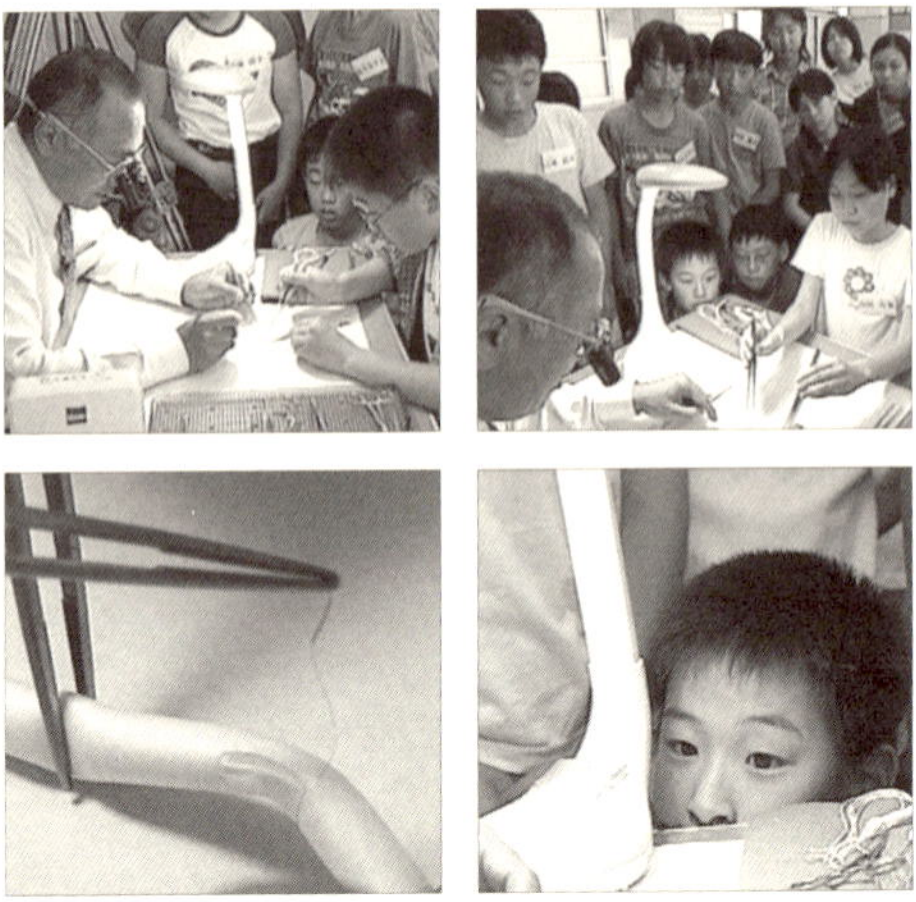

「心臓」と出会った子どもたちは、次に外科手術の模擬的《もぎてき》な実習に挑戦する。

ゴアテックス製の人工血管をつなぐ作業だ。実際の手術では、この作業で命が救える。失敗すれば、命を奪う。作業には集中力と根気が要求され、緊張感がみなぎる。

初めて挑む子どもたちの困難な作業実習を、須磨さんは忍耐強く指導した。

子どもたちは、実際の手術を模擬的に体験した。技も心も、体で知ったことは大きい。

手術に必要な三つの条件

手術は人の体を切って命を助ける

須磨　じゃあ、いよいよ手術の実習の時間です。
　まず、手術ってどんなことかな？　どんなふうに思っていますか？
男子　切ったり、縫《ぬ》ったりすること。
須磨　まあ、そうなんだけどね。
男子　ザクザク切って、それで血がちょっとだけ出てきて気持ち悪い。
女子　体の中をいじるっていう感じ。
男子　やっている途中に何か気持ち悪い音がぬちゅぬちゅとか、そんな音が聞こえてきそう。
須磨　おい、何かリアルだな。
女子　メスとかで体を切ったりすること。
須磨　オッケー、わかった。要するに体の中を切る、それで中を触《さわ》る、それが手術だよね。でも、ふつうそんなことしたら許されるのかしら？

子どもたち　犯罪。

須磨　犯罪だよね。

男子　殺したら犯罪。

須磨　いや、死ななくたって。町を歩いている人を切ったら牢屋《ろうや》へ行くよ。じゃあ、どうして手術だったら許されて、そうじゃなかったら監獄《かんごく》に行くの？

女子　病気の人を治すためにするから、わざとするっていうか、悪意でするわけではないからいいと思う。

須磨　なるほどね。

女子　人の体の状態を良くしようとしてるから。

男子　向こうが「切ってくれ」って言ってきたから。（笑い）

須磨　要するに、ふつうの人がやったら絶対に牢屋に入ることをやって、許してもらって、「ありがとう」と言ってもらえる。変な仕事なんですよ。

じゃあ、どうしてそんなことが許されるのかというと、みんなも答えてくれたように、治してあげようという気持ちがあって、本当に治るから人の体を傷つけても許されるのね。だから逆に言うと、本当にこの人を治してあげようという気持ちもなくて、手術したけど助からなかったら、それは許されないことなんです。
だから外科医になるということは、ただ切ったり縫ったりが上手だということじゃなくて、その人を何とか手術で治してあげたいという気持ちがある。そしてこの方法だったら治るという技術を持っていて、実際に手術をするとかなりの高い確率で助かるということが、ちゃんとできないとだめなんだよ。だから外科医になるというのはすごく大変なことです。

手術をするときの三条件

須磨「シュジュツ」というのは、漢字で書くと「手術」ですよね。では、手術が上手な人というのは、どういう人だろう？

男子　器用な人。

須磨　手が器用だってみんな思うよね。でも本当は、手が器用なだけでは、いい外科医にはなれません。手術をやるときには、三つ大事なことがあります。
最初はイメージづくり、イマジネーション。明日どんな手術をするのかなって考えて目をつぶると、三時間かかる手術が三分間で、始まって終わるところまでの流れをサーッと頭の中できちんとイメージできていないと、いい手術はできません。

二番目は判断力。手術のイメージはできていても、さっき言ったように、心臓というのはみんな似ているけれども少しずつ違うんですね。しかも病気の心臓というのは、みんなそれぞれ違う。この人はどこがどんなふうに悪いのかというのが、イメージしたものと実際に心臓を見たときの現実とは必ず違います。だから、どこがイメージと食い違っているかを早く見つけて、その現実にとっていちばんいい方法を考える判断力というのが大事です。

そして、最後に技術。「こうだからこういうふうにすればいい」ということをイメージし、現実に即して判断したうえで、それを手で表現します。だからもちろん、手が不器用だと、思ったとおりの手術はできません。

いいイメージづくりができて、そして手術のときにいい判断力を持って、そしてきちっとしたことができる。この三つが組み合わさって手術というのができます。

手術にはチームプレイが絶対必要

須磨　それから、外科医というのは、一人で切って縫って、「どうだ」って言ってる人だと思っているかもしれないけど、外科手術というのは完全にチームプレイです。自分一人で全部をやることはできない。特に心臓の手術では、それは絶対にできません。実際に手術をする外科医、それを助けるお医者さん、それからそれをまた助ける看護婦《かんごふ》さん、麻酔《ますい》の先生、ほかにもさっき言った人工心肺《じんこうしんぱい》を回す人、いろんな人がそれぞれの持ち分をきちっと果たして、実際に手術をしている外科医を助けるというチームプレイができていないと、いい手術は絶対にできません。

心臓の手術というのは、心臓を止めてやるとさっき言いましたね。心臓が止まるということは、例えばお魚が水の中から陸に揚《あ》げられるみたいなもので、心臓の止まっている時間が短ければ短いほどいい。逆に言うと、長くダラダラとした手術をやると、いくらきちんとした手術をやっても、その間に心臓が弱ってしまいます。

手術には、胃の手術や頭の手術、骨の手術などいろいろあります。もちろんどんな手術でも早ければ早いほどいいに決まっています。けれど、三時間の手術が五時間になったからといって死んでしまったということはほかの手術ではないんだけど、心臓の場合は、心臓が止まっている時間がある一定以上長くなると、いくらきちんとした手術ができても、心臓は再び元気に動き出しません。やることはやったけど心臓は動かなくて死んじゃった、ということになる。

だから、時間との競争をものすごく要求される手術です。外科医がサッと早く手術するためにも、その外科医を助ける人がそれぞれその手術のことをきちんと理解していて、必要なときに必要なものを出し、助けあいながら手術をするというチームプレイがものすごく大事です。

手術道具「須磨セット」

須磨　また、心臓の手術には、特殊な道具が必要です。例えば、君たちが見学するバイパスの手術というのは、血管の太さは一ミリから二ミリ、鉛筆《えんぴつ》の芯《しん》ぐらいの太さです。そんな細い血管が詰まるだけで心臓が止まって、人が死んじゃうのです。そんな血管をつなぎ合わせるのですから、本当に細かな手術になります。そのための手術道具です。

今日は君たちにその細かな手術を体験してもらいます。

じゃあ、手術の道具をちょっと見せましょう。こっちに来て。

（子どもたち、前に移動）

いい？（教卓の上にスーツケースをのせて）

ぼくは今まで、いろんな国に出かけて手術をしてきました。いろんな病院に行くと、手術の道具が全部違います。それでは困るので、ぼくが手術しやすいようにつくった道具をこのスーツケースに入れ

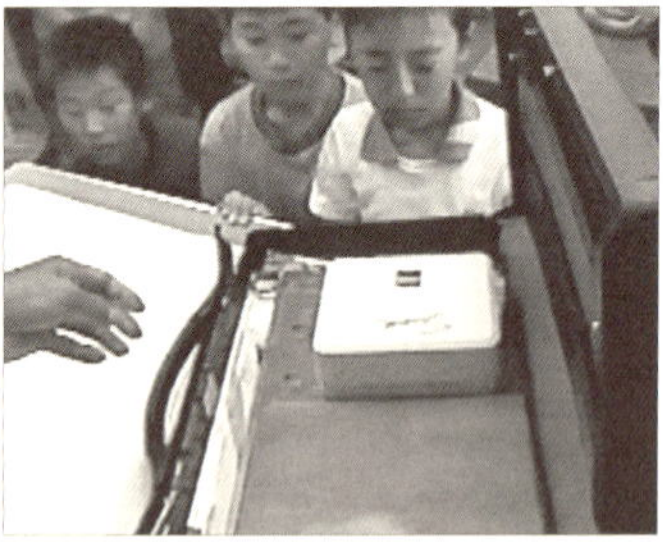

須磨セット

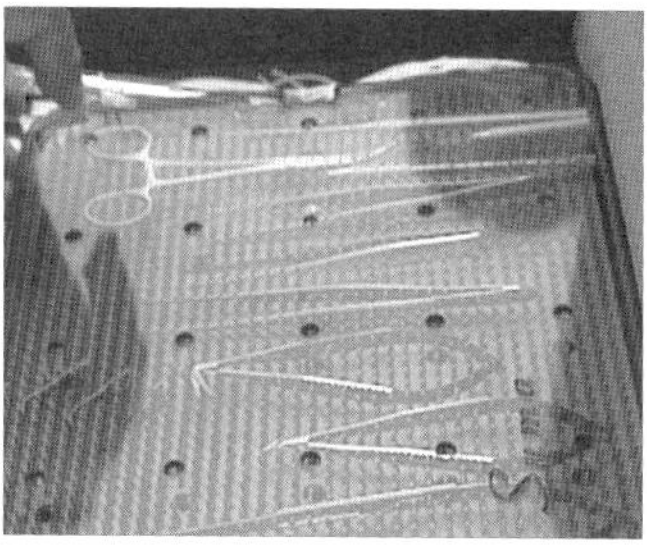

スーツケースの中身

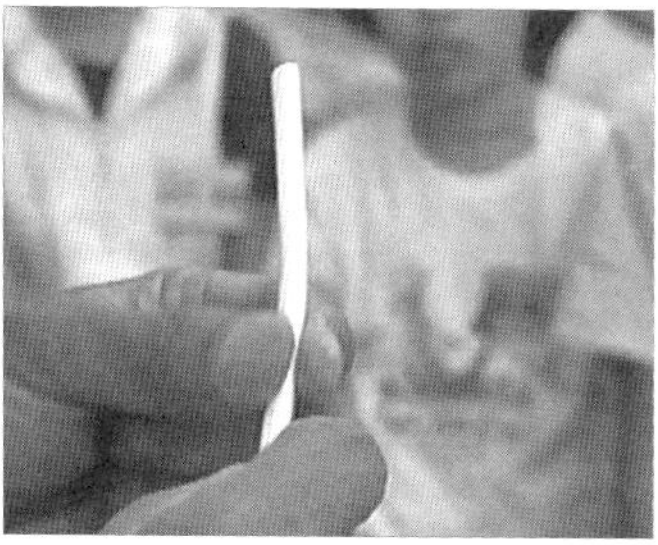

練習用人工血管

て、いつもそれを持って世界のいろんなところに出かけて行きます。

これです。（スーツケースを開け、みんなに見せる）これが手術の道具。

（スーツケースから道具を出す）

（人工血管を示しながら）人の心臓の血管は、これよりもっと細いんです。この半分ぐらいの太さです。これは人工血管といって、ゴアテックスという素材でつくられたものです。これは直径が五ミリあります。ふつうの人の心臓の血管というのは、太いところで二ミリぐらいだから、ちょうどこれは倍ぐらいの太さですけど、今日はこれを使って練習をしてみましょう。

これが（みんなに糸を見せながら）その手術に使う糸です。よく見えないでしょう。だいたい君たちの髪の毛か、それより細いぐらいの糸です。糸の先に小さな針がついています。

針の太さと糸の太さは同じにできています。どうしてかというと、血管というのは中に血が通っていますね。もしも針のほうが太くて糸が細かったら、針が通ったあとに大きな穴が開いて、その穴の中を細い糸が通ると血が漏《も》れる。だからいくら縫《ぬ》っても、血が止まらなくてうまくいきません。そのために、針の太さと糸の太さを同じにして、血管がしっかりくっつくような特殊な糸ができました。それによって細い血管を縫うことができるようになったわけです。

（道具箱の蓋《ふた》を開けて、道具を取り出しながら）これがその細かい針を持つための持針器《じしんき》です。これがピンセットです。これがハサミ。さっきの細い血管、一ミリの血管を切るためのハサミです。

こういった道具を使ってバイパス手術をします。

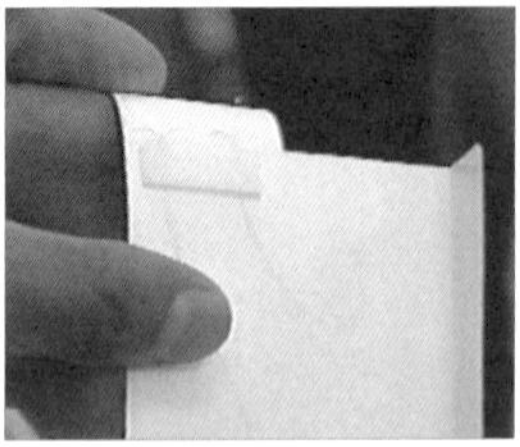

手術糸と針

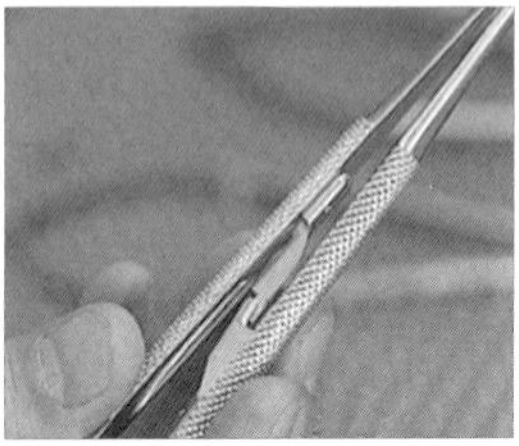

持針器

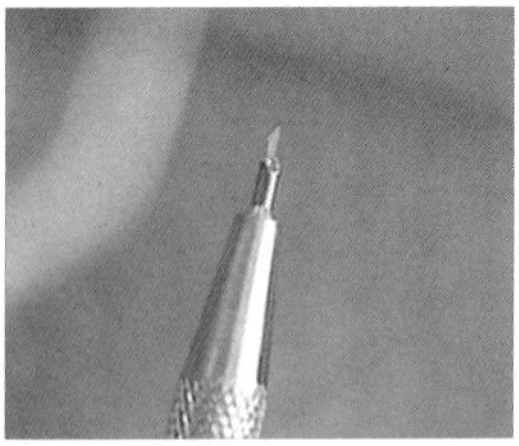

ダイヤモンドメス

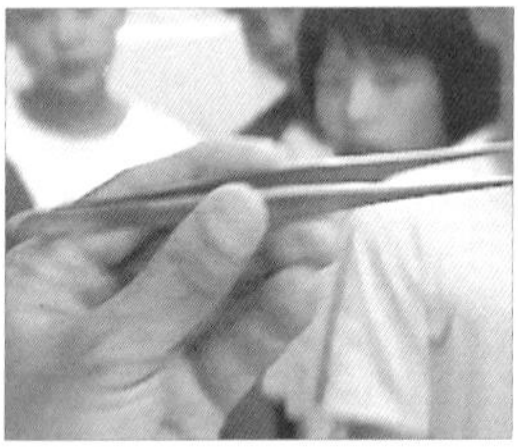

ピンセット

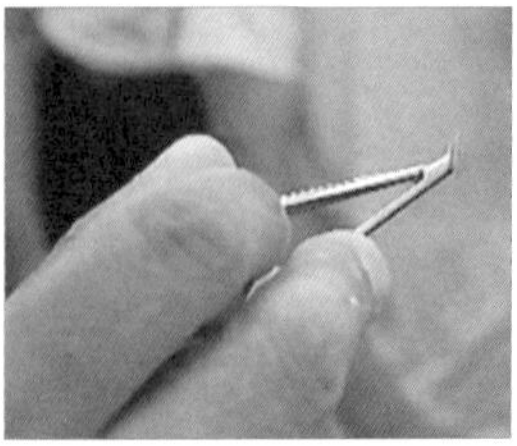

ハサミ

バイパス手術に挑戦

血管を縫う

須磨　じゃあちょっと、血管を縫うのをやってみようか。だれか手伝ってくれるかな。じゃあ田村さん、やってごらん。ここに立って、やってみよう。（田村さん、緊張気味な表情で前に出てくる）緊張しなくていいよ。

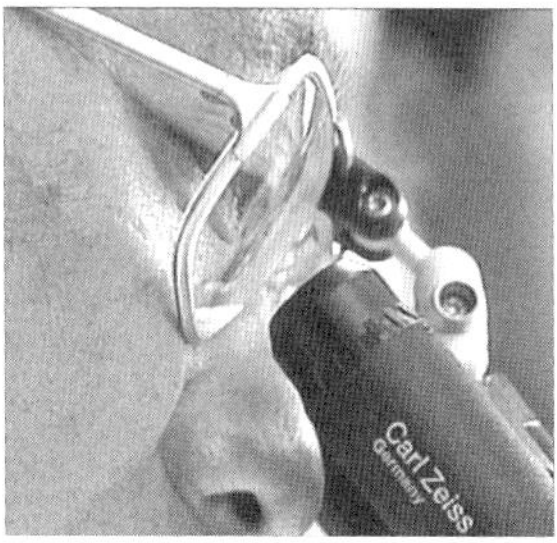

拡大鏡

立ってやるとつらいかな。さて、ゆっくりいきましょう。

二ミリの血管を肉眼で見ると、もう細くてよくわかりません。だから、縫い方が乱暴になるから、よく見えるようにするために拡大鏡を使います。この拡大鏡は、だいたい四倍ぐらいに拡大できます。

要するに、バイパス手術というのは、心臓の血管（次ページ図）Ⓐがⓑで詰まっているとします。そこに別の血管Ⓒをつないでこっちから血が通うようにするわけです（矢印）。だからⒶとⒸがきれいにつながらないとだめなのです。血が漏《も》れないように血管どうしがちゃんとつながるように縫わないといけない。

人工血管に穴を開けましょう。（ハサミで血管を切る）あなたはピンセットを二本持って。ぼくが「持って」と言ったところを持ってね。ここをつまんで。もうちょっとぼくにこの穴が見えるように。

（須磨さん、人工血管を縫い始める。右手に持針器、左手にピンセット。小さい針を器用に持ち替えながら縫っていく）こんなに細い糸の両端に針がついています。（血管に針を通し、どんどん縫っていく）

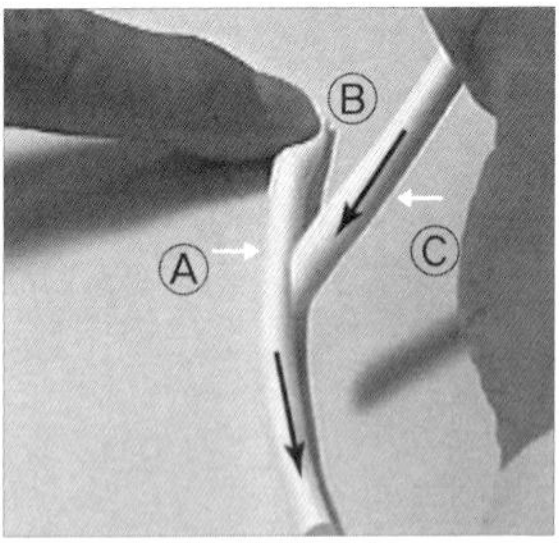

今度は、ここを持っていてください。そうそう、もっとしっかりぎゅっと持って。

はい、これで縫い終わりました。これをしっかり持ってね。（縫い終わり、糸を手で結ぶ）

子どもたち　すげー。

須磨　これで血管どうしをつなぎ終わりました。実際の血管はこの半分ぐらいの太さです。

こういう血管どうしをつなぎ合わせる手術を初めてやったのは、アレクシス・カレル（フランスの生理学者、一八七三〜一九四四）という人で、今からちょうど一〇〇年ぐらい前のことです。その先生は、それでノーベル賞を獲《と》りました。それぐらい血管と血管がつながって、血の通わ

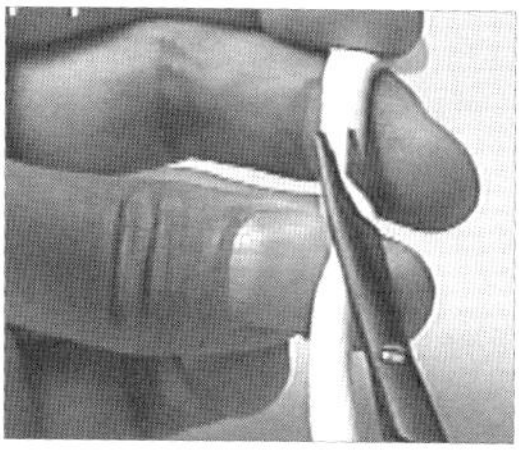

穴を開けましょう

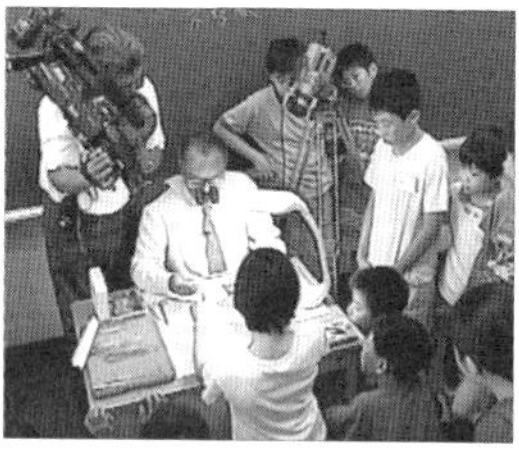

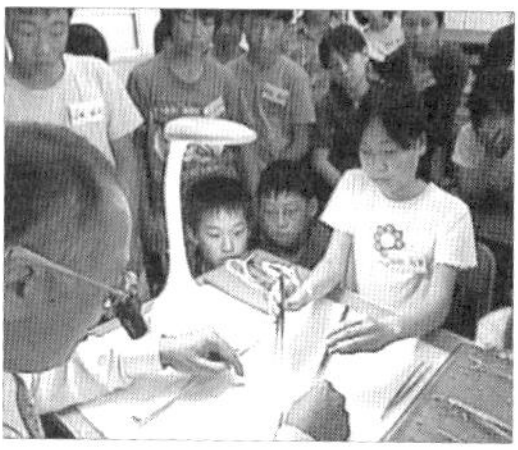

ピンセット二本で押さえ

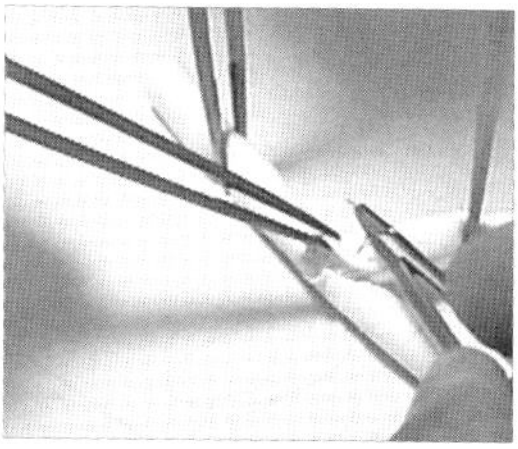

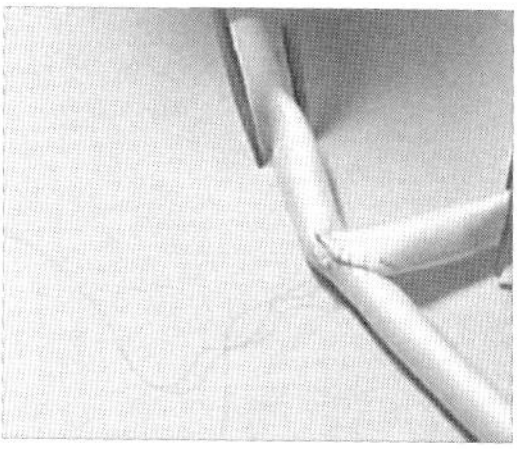

縫い終わりました

なかったところに血を通わせる手術ができるようになったことはすごいことなのです。そのおかげで、ものすごくたくさんの人が助かっています。

今ぼくが実演した作業を、心臓が止まっている間にやらなくちゃいけない。弱っている心臓ほど、止まっていることに耐えられる時間は短いはずだから。だから外科医はできるだけ早く、だけどできるだけ確実に、必要なことを全部やらないといけない。そのために、ふだんから技術を高めるために勉強するわけです。

実際、心臓の手術のときに、その人の心臓は何分間なら止まっても絶対大丈夫、これ以上はだめということはだれにもわかりません。元気な心臓ならわかるんだけど、弱っている人の心臓はみんな違うからね。もちろん切ったり縫ったりする人は、上手に早くやらないといけないけど、手伝う人も、次に何をやるのかということを考えながら手伝っていかないといけない。

高田君の挑戦

須磨 ぼくが手伝ってあげるから、だれか、やってみたい人？

子どもたち やりたい。

須磨 これから班ごとにみんなやるんだけども。絶対に自信がある子だよ。これは手術だから間違いは許されない。いける？ よーし、じゃあ高田君、いってみよう。

じゃあね、そこに座って。はい、拡大鏡だよ。（高田君、座って拡大鏡をつける）

須磨 自分で動かして調整してごらん。焦点《しょうてん》を合わせてごらん。

ぼくが血管だけは切ります。（血管を切る）血管の口径《こうけい》とこっちの切った口径が同じじゃないと歪《ゆが》んじゃうからね。だから血管を切る大きさも大事なんだよ。

じゃあ、高田先生、がんばってください。

高田君が挑戦した悪戦苦闘の様子を、交わされた会話を次に拾ってお伝えする。

須磨　持針器で針を一本だけつまんでごらん。片側にピンセットを持って。右手で針を持って。まず、ちゃんと縫えるように針を持たないと。自分で持ってごらん。六〇度ぐらいの角度で持つと、いちばん縫いやすい。
高田　あら、先生、めがねが曇《くも》ってきました。
須磨　暑いから曇ってくるからね。
　じゃあ、こっちからいこうか。ここから入れてここに出してごらん。だめだめ、もうちょっとしっかり針を立てて。違う違う、もうちょい深く。
高田　えっ、深くですか？
須磨　はい、それぐらい。それで奥まで突き刺さるように、出してほしいな。違う違う。いっぺん抜いてごらん。
高田　はい。
須磨　この壁《かべ》だけ、ここだけを通してごらん。そーっとね、はい、そうそう。ピンセットでこの針を持って。それでいいよ。そして放してごらん。
高田　曇って見えへん。
須磨　曇って見えない？　そしたら、拡大鏡を外したらどう？　そのほうが見やすければ。君たちのほうがぼくより目がいいから。
（高田君、拡大鏡を外し自分のめがねをかける）
高田　あっ、見える。
須磨　見える？　これで今、一つ通ったでしょう。今度は反対向きになるんだけど、後ろから出すように。
高田　はい。
須磨　それでいいですよ。針が通ったら、今度はここから内側に出してごらん。
高田　はい。
須磨　やろうと思うと、心臓がドキドキするでしょう。それで、手が震《ふる》えるでしょう。
高田　はい。すごく。
須磨　力を抜かないとだめだよ。深呼吸《しんこきゅう》してね。
　今度はこっちから外、内から外。反対向きがいいよ。もっと針の先の方を持って、ピンセットでできるだけキュッと持つようにして。

高田　緊張する。

須磨　深呼吸。マインドコントロールが大事だからね。もっとしっかりとつかんでごらん。そうすると、ロックするから。

縫う側に向けてちゃんと持たないと。針の湾曲《わんきょく》を利用しないと。

高田　これ、どうやってやるんですか?

須磨　いっぺんロックするんだよ。こうしてごらん、そうするとロック外れるから。

高田　おお。そうなんだ。

須磨　わかった?　それでいい、ばっちり。また持って、引っ張ってごらん。はい、ここ。違う違う違う。こっち側から。ここは、外から内。

高田　外から?

須磨　はい。今度は内から外。

高田　内から外。

須磨　うん、針を持ち替えなよ。一回ずつ、ゆっくりゆっくりやって。

(高田君、針を持ち替えようとするが苦戦する)

要するに、針を通すだけだから、その向きに針がなるように。ああ、そうそう、それでいい。

(血管の模型がボロボロになってくる)

まあいいや。(笑い)

女子　がんばって。

須磨　がんばれ、がんばれ。

男子　糸が絡《から》まってる。

須磨　絡まってますね。うーん。糸を抜きます。本当は抜いたらいけないんだけど。

男子　(高田君に)おまえ、殺したんじゃん。

須磨　そんなもん、初めから上手にできるわけないでしょう。

男子　こんなになったら、患者さん、死んでしまうよ。

須磨　やり直し。今のはリハーサルね。ロックして針を持つ。放すときは、ロックを外す。
高田　すごく緊張する。持針器がひっつく。
須磨　そうそう、磁石があるから。
じゃあ、もう一回やり直そう。せっかくだからきれいなのでやりましょう。
外科医だって最初は大変なんだよ。
（高田君に新しい血管を渡して）じゃあ、これを縫いましょう。ピンセットで針の長さ調節してごらん。よし、うまいうまい。今度は自分のピンセットで抜き取ってごらん。
そうそう、いいじゃない。それでまた持針器で持つ。それじゃ、見えないでしょ。だから、いい角度で持たなくちゃだめ。そうそうそう。もっと先。はい、いいよ。
（高田君の苦戦は続く。見守っている子どもたちにも、忍耐が必要だ。ヤジが出始めたが、高田君は投げ出さない。須磨先生も必死の指導を続ける）
男子　もう何分経った？
須磨　そういうプレッシャーはかけないの！
男子　がんばれよ！
須磨　チームプレイだって言ったでしょ。
男子　もっとちゃんとね！
須磨　ぜんぜんチームプレイじゃないじゃん。
はい、次ここ。今度こっちからこう。そうそう。いや、違う違う。あの、内から外。
高田　あっ、内から外。反対や。
須磨　反対だってわかるだけでもたいしたもんや。
はい、それでいってしまおう。それでばっちり。今度は外から内側。そうそう、そこでいい。それでまた、内から外。だいたいわかってきたでしょ。
子どもたち　今度はうまくいきそうや。
須磨　ちょっと遠すぎ。要するにね、縫う間隔を同じにしないといけないからね。引っ張ってごらん。だいぶ縫えてきたじゃない。
男子　汗かいてるよ。
須磨　あっついよ。

女子　いったん休憩《きゅうけい》？

須磨　いったん休憩できない。途中では休みなし。そのままいこう。はい、これで半分縫えた。な。

高田　はい。

男子　おお、半分や。これでまた失敗したら終了やねん。

須磨　がんばっていこう。今度ね、これをここへ。

高田　引っ張りますか？

須磨　まだ。はい、引っ張って。今度はこっち。

女子　形になってきた。

須磨　なってきたでしょう。オッケー。もういっぺん、ここは中から外。

男子　早く。

須磨　（周りの子どもたちに笑いながら）薄情《はくじょう》なやつやな、おまえら。がんばって。もう一回外から。ここ、ここ。よしよし。今のでいいよ。もう第四コーナーを回りました。もうほとんどいけました。あと一つ。最後やからピチッと張れや。それは針が反対向きや。

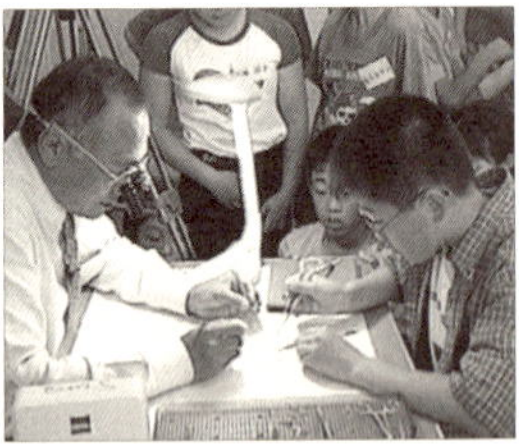

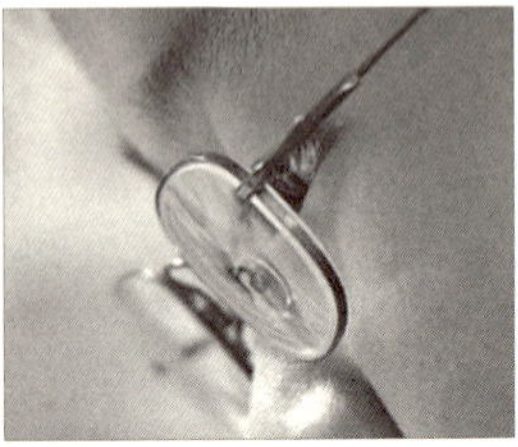

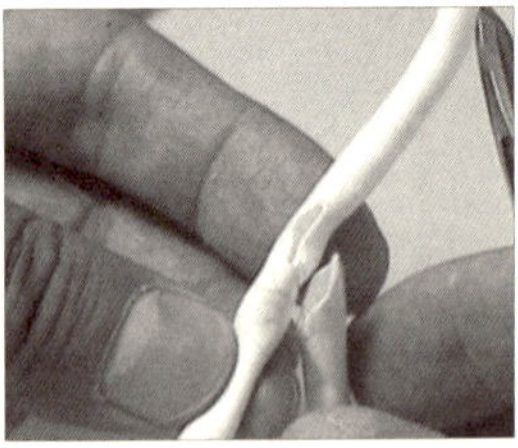

絡まった糸

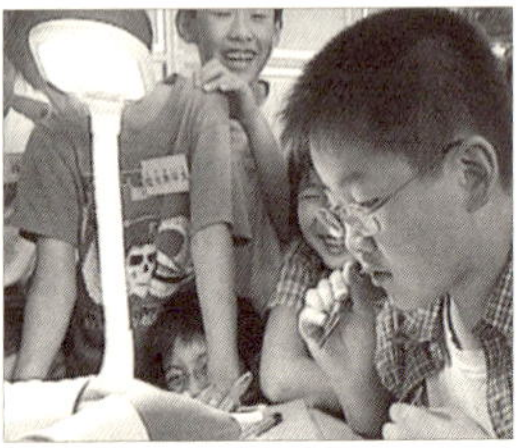

死んでしまうよ

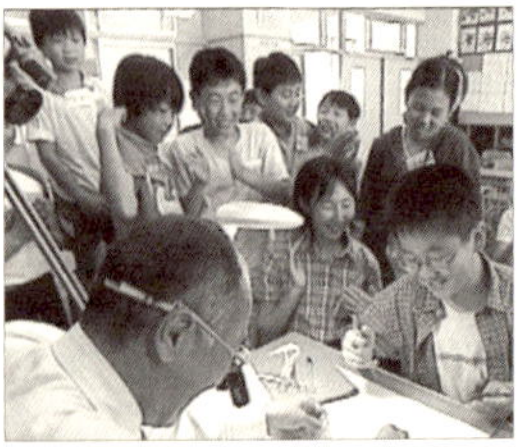

イエーイ

高田　反対ですか？
須磨　その針がこっち向くように。そうそう。
　根性出していこうな。もうちょっと針の向きをこっちに向けて。最後の一針だから。慌てなくていいからね。そう、はい最後、ここ。違うんだよ、これに近く。あっついわー。
　はい、できました。
子どもたち　オッシャー、イエーイ。
（拍手。須磨さんと高田君がかたい握手を交わす）
須磨　ほら、ちゃんとつながっているように、一応見えるよね。今、結ぶからね。結ぶのは難しいからね。
　今、何分かかった？
男子　三〇分ぐらい。
須磨　たいしたもんや。はい、一応つながったんだけれども、問題はですね、問題は。あっつい。
男子　漏《も》れないかどうか。
須磨　問題は、漏れないかどうか。漏れてもちゃんと流れなくてもだめ。試してみましょう。
（赤インクが用意される）

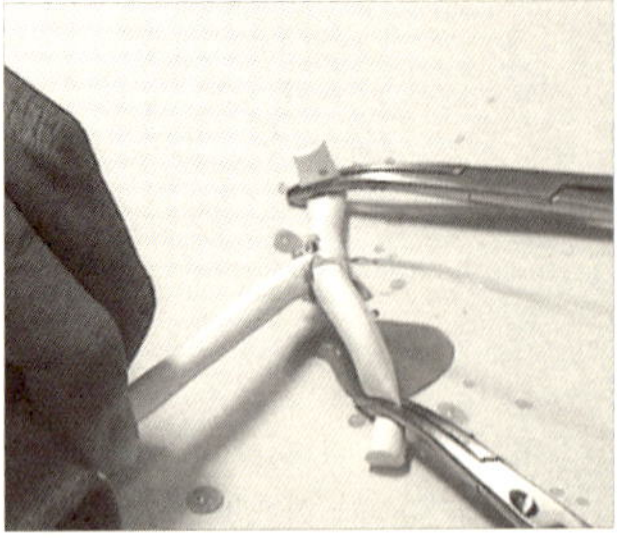
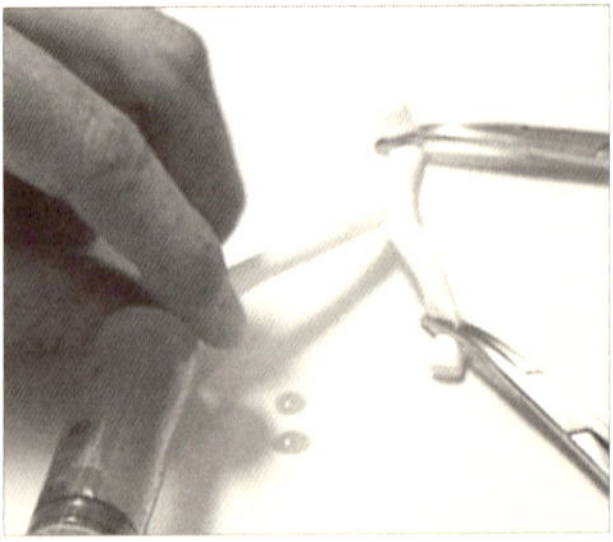

子どもたち　怖いよ。

女子　血？

須磨　血じゃない、赤インクだよ。一応、血管はつながってますね。

（高田君が縫ったのを示す）

（赤インクの入った注入器が渡される）いくよ。（注入器で人工血管に赤インクを流し込む。人工血管から赤インクが大量に漏れ出す。子どもたち大爆笑）

じゃあ、こっち（須磨さんが縫った血管）もやってみよう。

男子　こっちも漏れたら大失敗でしょ。

須磨　そうやな。わたしも修行し直さないといけません。

（人工血管に赤インクを流し込む。少しだけ滲《にじ》み出す。子どもたち、拍手）

ちょっと漏れてるな。あと一針縫えば止まります。

縫うのも大変だけど、それが一回できちっとできないと、またやり直さないといけない。当然心臓が止まっている時間がどんどん長くなる。だから大変なの。

今度は、班に分かれて分担を決め、高田君と同じように手術の実習に挑《いど》んだ。須磨さんは、それぞれの班を見て回って、アドバイスをした。

子どもたちの「手術」は、何とか無事に一通り終わった。

須磨さんはかつて、この技術の習得のために、自分で考え出したティッシュペーパーを使った練習を一人で繰り返した。薄いティッシュペーパーは、傷《いた》んだもろい血管を傷つけないようにするための練習材料として適している。須磨さんはその作業をしてみせ、子どもたちもこれに挑戦してみた。

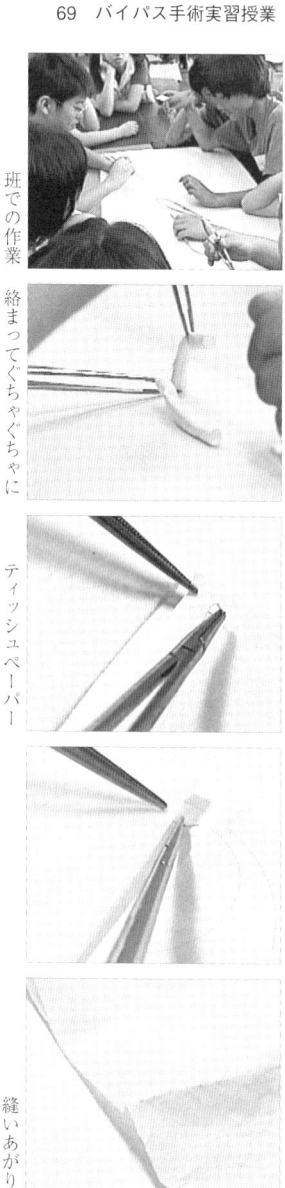

班での作業

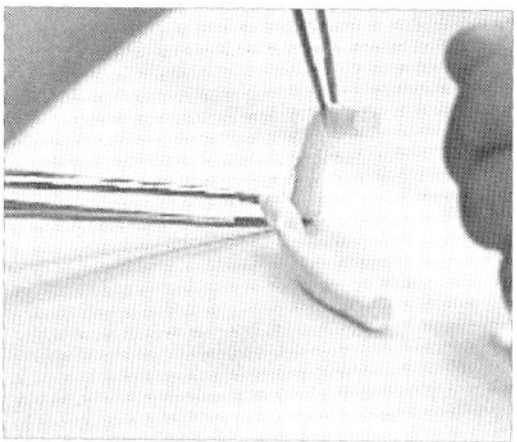
絡まってぐちゃぐちゃに

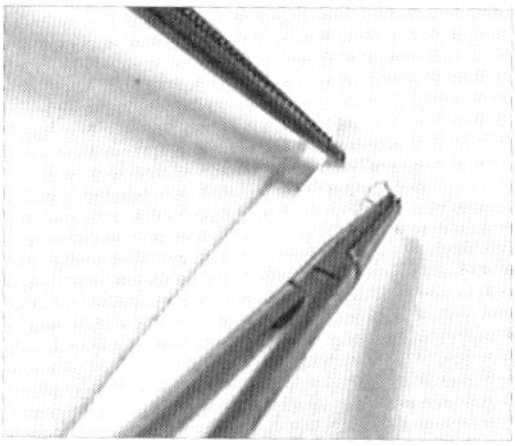
ティッシュペーパー

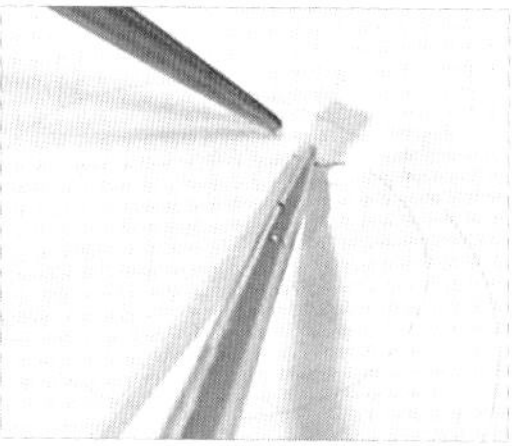

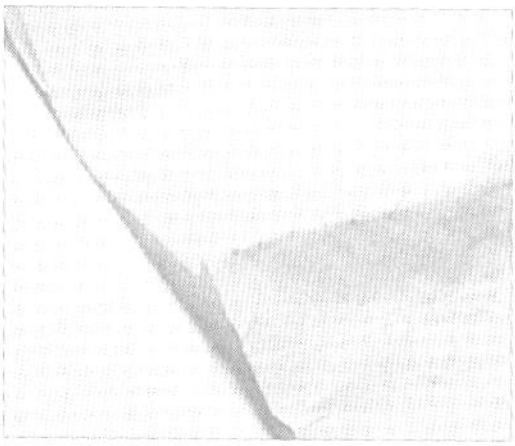
縫いあがり

須磨　これを縫うのは大変だったでしょう？　早くしないといけないって、プレッシャーをかけられたら、もっと大変でしょう？

一回やってだめで、また一からやり直したら、本当に焦《あせ》るよね。例えば、F1レーサーみたいなもので、ちょっとでも速く、だけどきちんとゴールに向かって行かないといけない。

今日は、血管をつなぎ合わせるという実習をしました。このような手術で本当に人の命がずいぶん助けられているということをちゃんと覚えておいてね。

手術というのは、最初は何の方法もなかったの。外科医がいろいろ工夫して、もっといい方法はないだろうか、こんなふうにしてみたらどうだろうかといろいろやって、そういう積み重ねがあって、今あちこちで行われている手術が安全にうまくいくようになったのです。

だから、君たちのだれかが外科医になったときに、きっとそういうことにチャレンジしていけるようになると思うし、そうしたら今は助からない人が、そのころは助かるようになるかもしれない。がんばってください。

これで実習は終わりです。

授業❸
作文「わたしが命を感じるとき」

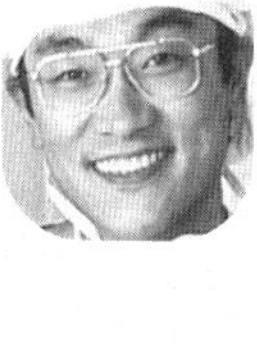

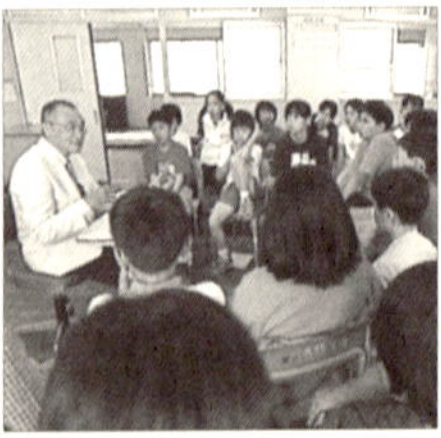
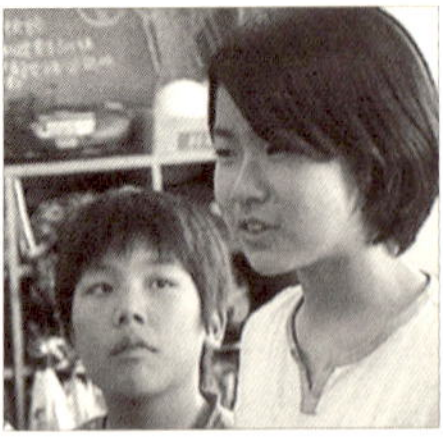
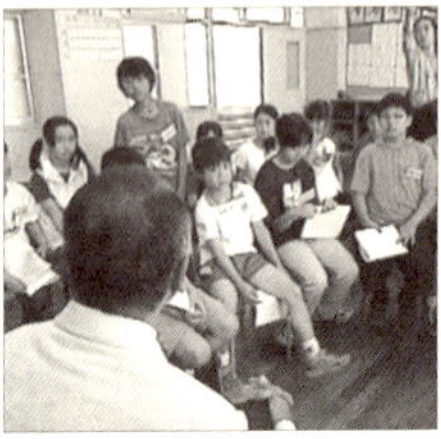
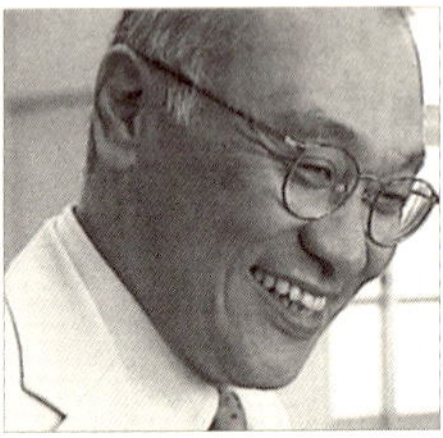

授業の前に、須磨さんから子どもたちに、「わたしが命を感じるとき」という題で作文の宿題が出されていた。

この時間は、その作文に沿って「命」について考える授業が行われた。

意外にも多くの子どもたちが、「命」を感じた体験をしていて、つぎつぎにそれを発表した。

こうして考えたことが、明日の手術見学でどう深まっていくだろうか。

「命」のことをときどき思い出そう

命は身近にいつもあるが見つけにくい

須磨「わたしが命を感じるとき」というテーマで、君たちに作文を書いてもらいました。みんな読ませてもらいましたけど、すごくよかったよ。今からお返しします。

どんなときに、みんなが「命」を感じるか。いちばんよくあるのは、自分が病気になったときでしょう。それから、家族の人が亡《な》くなったりしたとき、逆に赤ちゃんが生まれたとき。そういうときは、「命だ！」っていうのがわかると思う。

みんなの作文にはそれが書かれていました。ちょっと発表してもらいましょう。

男子　テレビで命に関する番組とかを見たときに、「ちょっと痛そうやなあ」とか「怖いなあ」とか思って、自分には命があるんだと思った。

男子　危機一髪《ききいっぱつ》でぼくが助かったとき。

須磨　どんな危機一髪？

男子　歩いとったら、車が急に飛び出してきて、それで、走ってぎりぎり助かった。もしそのまま歩いとったら、ひかれとったから、それで冷《ひ》や汗《あせ》がバーって出てきた。それが危機一髪。

男子　おじいちゃんが死んだときに、おじいちゃんの体が冷たくなって、それでそのとき命について考えたし、感じた。

男子　おばあちゃんが死んで、みんなが悲しんで、おばあちゃんが動かなくなったとき。

男子　車にひかれたとき。ケガはたいしたことなくて、よかったなあと思った。

女子　妹が目の前で交通事故に遭《あ》ったときなんだけど、骨折とかはしなかったんだけど、その一瞬《いっしゅん》がすごく怖かったです。

女子　テレビで見たんだけど、戦争ですごいケガをした子どもたちが映っていて、そのときに命って大切なんだなあ、と。

須磨　そういうふうに何か出来事があったとき、「ああ、命って大切だし、今自分は生きてるし、死にたくないなあ」って思うけど、それを感じたあとは、だからどうしようと思うわけ？

女子　事故とかに気をつけよう。

女子　大切にしよう。

須磨　命を大切にするというのは、具体的にどういうこと？

男子　身を守る。

須磨　それは自分の命を大切にすることだよね。だから人が死んだり、自分が事故に遭ったり、それを見て命は大事だ、だから自分の命を大事にしようってだれでも思うんだけど、人の命は？（子どもたち、無言）

「命は大切だ」と考えたことも、しばらく経ったら忘れちゃうじゃない。命そのもののことも忘れてしまう。ふだん、学校に来てみんなとしゃべったりしているときは、「命、命」って思ってないでしょ。大人だってそうだから。毎日、「命は大切だ、大事にしよう」って思って生きている人っていないからね。

だけどやっぱりどこかで命を思い出して、意識しなくちゃいけないんだけど、なかなか思い出せないんだよね。命って周りにいっぱいあるのに、見つけにくいものでしょ。命は、もちろん自分の命もあるけれども、人の命もあって、人間だけの命じゃなくて動物にも命はあるし、植物にもあるし、みんなの命で世の中ができている。自分の命も大事だし、人の命も大事だし、大切にしようとみんなも思うでしょ。それをときどき思い出さないといけない。でも、なかなか思い出せないんだよね。だからときどき自分の方法で思い出す努力をしないと、何か無茶苦茶なことをしてしまったりすると思うんだよね。

病院はそういう意味では命がいっぱいあるし、よく見えるところです。君たちや家族が病気になったら、みんな病院へ行ったでしょ。病院に行くと、「あっ、命って大切だ」と思うじゃない。それが毎日病院の中では起こっているからね。だから明日の病院見学のときに何を見てほしいかというと、本当に命を助けてほしいという人と、助けてあげたいと思う人たちとが一生懸命そういう何かをしてるところを見てもらいたいのです。

作文「父の吐血《とけつ》」

須磨　みんなの作文、すごくよかったんだけど、いくつか読んで聞かせてもらいたいのがあります。最初は、松本まりあさん。

お父さんが「吐血《とけつ》」といって、血を吐《は》いて、大変だったんだよね。

わたしが命を感じたときは、わたしのお父さんが血を吐いたときです。

ある日の夜、うちのお父さんが帰ってきてカレーを食べていたとき、あまり食べなかったので、どうしたのかなあと思いながらテレビを見ていたら、うちのお母さんが走ってきたので、「どうしたの？」ときくと、「お父さんが血を吐いたの」と言ったので、初めはびっくりしたけれど、だんだん不安になってきて、最後には死んでしまうんじゃないかと思ってきて、あとでお父さんにきいてみると「大丈夫だよ」と言ってくれたのでとてもほっとしました。そして命って一つしかなくて、なくなったら本当に終わりなんだなあと思いました。

　もう一つは、おじいちゃんが死んだときです。

　わたしは死んだところは見ていなくて、それにあんまり悲しくなかったけど、お父さんが泣いているところを見て、初めて悲しくなりました。そして命はとてももろくて、生きるということはとても大変なことなんだなあと思いました。

　わたしは、死がとても怖いです。だからまだ戦争をやっているというテレビを見たとき、すごくショックでした。また、命を大切にしない人がわたしは怖いし、とても嫌いです。わたしは、そんな人がいなくなればいいなあと思います。（中略）

　わたしは今、命ってものすごいことだと思っています。そして命はかけがえのないものだと思います。そして自分の命は、だれも守ってくれないので、自分で守らなければならないなあと思いました。なのでわたしは、どんな小さい命でも大切にしようと思います。

（作文中の表記は原文から改変。以下同）

須磨　この作文に何か意見はありますか？　ぼくは本当にそのとおりだと思いました。

男子　ぼくの家族は、松本さんのように、血を吐いたりとかはなかったけど、松本さんがあとですごく不安だったと言ってたから、ぼくも、もしお父さんが血を吐いていると想像すると、すごく不安になってきた。

須磨　自分の命を大切にしようと思うと、やっぱり人の命も大切にしようということになるんだよね。それで、「自分の命はだれも守ってくれない」って、松本さんは書いていたけど、やっぱり自分がだれかを助けてあげようとして、そういうことをやっていると、きっとだれかが自分を守ってくれるし、助けてくれるとぼくは思うよ。

作文「妹の交通事故」

須磨　じゃあ次は、成相《なりあい》綾香《あやか》さん。成相さんは、妹さんが事故に遭ったんだよね。

　わたしが命を感じたときは、妹が目の前で交通事故にあったときです。

　その日は、たまたま近くの施設でバザーがあって、お兄ちゃんとわたしと妹で行きました。

　お兄ちゃんが急に走り出したので、わたしも走ったら、前にいた妹が、横から来た車にぶつかって、はね飛ばされてしまったのです。道路の真ん中に横になっている妹を見て、お兄ちゃんは「大丈夫?」と言っていました。

　近くにいた人は、自分の前で子どもがはねられたことが信じられないという顔でした。わたしは何も言えずにただ立ち止まっているだけでした。でも急に涙が出てきて、止まらなくなりました。

　そのときは何も考えずに泣いているだけでした。一五分ぐらい経っても、妹が起きないのでうつ伏せになっている妹を起こすと、「すぐ治る」って言いました。
　そのときがいちばん命を感じたときです。まさかと思っていたのに、顔が傷だらけで眠っているようにピクリともしない妹を見ると、声も出ませんでした。でもほんの一瞬だけ、自分じゃなくて良かったと思ってしまいました。そのときのことをすごく反省したいです。（中略）
　わたしの好きな本の中に「ハッピーバースデー」という本があります。あすかは主人公で、お母さんに「生まなければよかった」とあすかの誕生日に言われたことから、声が出なくなるという話です。わたしはそういうことはないけれど、もしそうなったとしたら、すごく悲しいことだと思います。わたしにそんな勇気はないと思うけど、そういう子が自殺をするんだなあと思います。あんまりわからないけれど、命はとっても大切ということだけはわかります。

須磨　何か意見、感想？

男子　成相さんの家族には、たくさんいろんなことがあった人がいるけど、ぼくの家族には、そんなことはほとんどないので、もしそんなことになったら、たぶんぼくは何もできないんじゃないかと思うから、そういうことがないように、これから気をつけたいと思います。

女子　わたしには妹はいないんだけど、もし自分の妹が、交通事故に遭って入院とかしてしまったら、妹に何もできないかもしれないから、余計に泣いてしまうと思う。

須磨　それで、命はすごく大事だってみんな思っているんだけど、でも「命」って言葉にするとどういうことなのかなあ。命ってこんなもんだって言葉で言えますか?

男子　一人にたった一つしかなくて、それでだれもつくり出せなくて、自然にできてくる大切なもの。

男子　みんな平等にあるもの。

須磨　あー、なるほど。

男子　生きるためのもの。

須磨　難しいよね。わかっているようで、なかなかこういうもんだと言えないと思う。大人でも、なかなかわからないものです。

作文「神戸の地震」

須磨　じゃあ、もう一人読んでもらいましょう。佐々木平太君。地震の話だね。

(前略)もう一つぼくが命を感じたことは、地震のときです。

ぼくは地震のとき、お母さんといっしょに寝ていて、お姉ちゃんは二段ベッドで寝ていました。そして地震が起きて、お母さんが起きてまず心配したのは、お姉ちゃんです。お姉ちゃんは、二段ベッドに寝ていたから落ちているかもしれないからです。

ぼくもすごく心配しました。そして部屋に行ったら、無事でした。そして台所の方に行ったら、何か赤い汁みたいなのが落ちていたから、ぼくは「それ、血じゃないか」と言ったら、お母さんが「それはしょう油やで」と言って、ぼくはひと安心しました。

それでもまだ揺《ゆ》れはおさまりません。ぼくはだんだん怖くなってきました。初めての体験だから何をしていいのかわからなくなったのです。お姉ちゃんたちもすごく怖そうな顔をしていました。

地面を見たら、お皿がいっぱい割れていました。けど、タンスとかは倒れてなかったから、ぼくは良かったなあと思いました。

そういうことをしていると揺れがおさまりました。揺れがおさまってから、また寝ようとしたけれどすごく怖くなって、次の日まで一睡《いっすい》もできませんでした。

そして次の朝、（略）テレビを見ていると、どのチャンネルを見ても、地震のニュースばかりでした。家がいっぱいつぶれていました。お風呂も出ないし、水道も出ないし、ぼくはまたどうしていいのかわからなくなりました。

そして親戚《しんせき》の人がぼくの家のことも心配してくれて、たくさんの人が、家に来てくれました。ぼくは嬉しかったです。みんながぼくたち家族のことをこんなに思ってくれてよかったです。

そして何もできないから、大阪の親戚のところにしばらく行くことになりました。そこでもすごくぼくたちを心配してくれて、お風呂を貸してくれたり、食べ物を食べさしてもらいました。ぼくはすごくありがたいと思いました。

そして帰るときは、ぼくは帰りたくないと思いました。どうしてかというと、また神戸で地震が起きるかと思うと、すごく怖かったからです。でも家に帰るころは、だいぶ神戸が元に戻っていました。

大阪に行く前のことで、朝早く、水をくみに行っていました。ぼくは行ってないけど、お姉ちゃんたちが水を持っていたから、すごいなあと思いました。ぼくも役に立ちたいなあと思うけど、まだ幼稚園だったから、何もできませんでした。

ぼくは、命はすごく大切だと思いました。だってぼくが死んだら、家族が悲しむし、他の人も悲しんでしまうし、ぼくも死ぬのがすごく怖いです。ぼくは何があっても自殺とかはしません。これからも自分の命は、みんなから支えてもらうこともあると思うけど、自分で守ると思います。

須磨　みんなは地震のとき神戸にいたの？

（子どもたちは口々に「大けがはしなかった」「大丈夫だった」「けがをした」「家が壊れた」「テレビが壊れた」など、地震のことを話しだした）

須磨　ぼくはローマにいて、ちょうど手術をする日の朝、テレビを見ていたら、繰り返し「神戸、神戸、神戸」って出てくる。どうしたのかなと思ったら、地震だってね。

神戸に地震が起こるなんて、ぼくはぜんぜん予想してなかったの。ぼくは大学を卒業してから東京の病院にいましたが、東京は、しょっちゅう地震が起こる。小さい地震がガタガタガタ。夜中でもすごく揺れる。それで、こんなに怖いところにいるんだったら、神戸に帰ろうかなあって何回も思ったことがあったんだけど、その神戸であんなことがあって。

ぼくの母が一人で神戸に住んでいたので、心配になってローマからずっと電話をかけ続けたんだけど、三日間ぜんぜんつながらない。それできっと死んだのだと思って、友だちや知り合いに電話をかけたんだけど、それも通じないのね。それで相当辛《つら》かったですけど、結局は無事でした。母は今でも元気にしてますけど、家は半分ぐらい壊れたね。

神戸という場所は、そういう意味では、命を感じられた街だよね。

作文「壁《かべ》の上から落ちたこと」

須磨　次は三砂拓也《みすなたくや》君。これは面白い。落ちる話ね。

ぼくは、たまに命を感じることがあります。人が死ぬテレビを見たり、骨折をしたりしても命をあんまり感じないのに、ただ一つだけ命を感じることがあります。それはどこかから落ちたり、落ちそうになったときです。なぜそのときだけ感じるかというと、まだ小学校に入ったばかりのころ、道路で自転車に乗っていたら、曲がり角でブレーキがきかずに自転車といっしょにドブに落ちて、膝《ひざ》をすりむいて中身が見えて治るまでに二週間ぐらいかかるというケガをしてしまったからです。今でもそのときの状況を覚えています。

　今までいちばん感じたのは、まだ学校に総合遊具がなかったころのことで、その日ぼくは手をかけることができる壁に登っていたら、チャイムが鳴ったので降りようとしたら、足を滑《すべ》らせて落ちてしまったのです。

　ぼくは一瞬何があったのかわからなかったけど、すぐ理解して、幸い真下にあったバスケットゴールにつかまることができたけど、そこからあとはもっと大変でした。

　チャイムが鳴ったのでだれもいないし、バスケットゴールからもけっこう高さがあるので、どうしようか迷っていました。迷っている間に、いろんな光景が頭を通り過ぎていきました。テレビで見た、人が死んでいるシーン。がけから落ちているシーン。がけから落ちそうになって、必死で助けを求めているシーン。そのうちに自分がここから落ちたらどうなるのかという考えが、嫌でも浮かんできました。

　骨を折ってしまうのか、そこまでいかなくても骨にヒビが入るかもしれない。当たり所が悪かったら死んでしまうかもしれない。でも、このままでは手がちぎれてしまうかもしれない。ぼくは飛び降りることにしました。

　また幸いにも足をひねるだけですみましたが、このときほど命を感じたことはありません。先生に「どこに行っていたの？」と怒られてもあまり気にかかりませんでした。そのときは、ぼくはまだ生きている、生きているんだという気持ちでいっぱいでした。このときに初めて、命は大切なものだと感じました。命があるから、こんな楽しい生活ができるんだ。楽しいことや嬉しいこと、たまには怒られることもあるけれど、命がなかったら何も感じることができない。そんなのは嫌だ、まだこれからという年齢なのに死ぬなんて。

　ぼくは、そのときから命を大切に見るようになった。

須磨　バスケットのゴールって、どのくらいの高さ？　大人用よりかなり低いんですか？
担任　三メートルぐらいあると思います。大人用よりちょっと小さいぐらいですから。
須磨　そこにぶら下がっていたの？
三砂　一年生のころに、クスノキの向こうで何か総合遊具の工事しとったから、そこにでっかい壁があって。
須磨　そのバスケットのゴールよりも高い壁に登っていたわけ？　そんなもん、どないして登るの？
三砂　板みたいのが飛び出していて、ふつうは登らんだろうけど、暇《ひま》やったから登ってみたら、チャイムが鳴って、「ああ、急がなければ」と思って、降りようとしたらツルっと滑って。
須磨　それでたまたまバスケットのリングにつかまったの？
三砂　たまたまつかまった。
須磨　つかまってなかったら、下にダーンって落ちてたわけ？
子どもたち　すげぇー、すげぇー。
須磨　ホントや。それにしてもすごいじゃない。よくつかまって、ちゃんとぶら下がったね。それでずっとぶら下がりながら考えていたわけ？　落ちたらどうなるかって。（笑い）

三砂　チャイムが鳴って、そこにはだれもおらんかった。それで二〇分ぐらい遅れて、教室に入っていった。
女子　二〇分もぶら下がっとったん？
三砂　いや、一五分ぐらい。
須磨　だって、ぶら下がって一五分というのはものすごいよ。
三砂　かなり腕が痛かった。
須磨　だけどそういうときって、ずいぶん長く感じるんだよね。そのとき何を考えたって？
三砂　落ちたら、腕の骨が折れるのかなって。それとか、頭が割れたりするのかなって。
須磨　それで、どうして飛び降りようと思ったわけ？
三砂　かなり腕が痛くなって、これ以上我慢《がまん》したら、ほんまにブチっていきそうやったから。
須磨　それで手を放したわけ。絶対死にたくないと思ったの？　命の危険を感じたわけ？
三砂　かなり。
須磨　かなり。（笑い）だよね。

「死ぬ」と思った体験

須磨　みんなは、「このままだと死ぬ」と思ったようなことってある？　あんまりないかな？

女子　お母さんに聞いたらわたしは二歳ぐらいで、そのときの記憶《きおく》しかないんだけど、おばあちゃんにお風呂に入れてもらっていました。浴槽《よくそう》がすごく深かったから、わたしはなぜかずっと泣いていて、心の中では「わたしを離さないでー」って言ってるつもりなんだけど、急に離されて、ガーって沈んでいって、どんどん底まで着いて、顔面を打ってそのまま……。

須磨　二歳のときやろ？　よく覚えてるね。

女子　うん。そのときの記憶だけが頭から離れない。そのまま這《は》いつくばって上がってきたらしい。

女子　わたしが三歳か四歳くらいのときに、お母さんが洗濯《せんたく》をしてる間に、わたしはお腹が減って、何か食べ物がないかと戸棚《とだな》の中を探していたら、小さなカプセルみたいなものを見つけたので、それを飲み込んだ。お菓子《かし》だと思って飲み込んだら、それは薬やったけど、のどに詰まらせて倒れた。でも意識はあって、薬を取るために、お医者さんとかに寝かされて、それでのどの中にガーッて何か入れられて、それで取れた。そのときに死ぬかと思った。

須磨　みんな、まだある？

男子　お母さんに聞いたんだけど、ぼくが小さいとき、あめを丸飲みして、のどに詰まって、それで一〇分くらいしても取れへんから、お母さんが足をこうやって（両手で足をつかむ）。
須磨　あっ、逆さまにして？
男子　バンバンってやったら、そしたら口からポロって。
須磨　お母さん、よくやったね。すごいね。
女子　ちっちゃいころやからあんまし覚えてないんだけど、幼稚園《ようちえん》のときに運動の時間があって、みんなでトランポリンみたいなのから飛び降りたら、あごのところをガンって打っちゃった。それで病院に行って、縫《ぬ》われました。そのときに怖《こわ》い思いをしました。
男子　ぼくは覚えてないんだけど、車に乗っていたときに、何かと間違えて五円玉を飲み込んだらしくて、お母さんに逆さまにされて背中を叩《たた》かれた。
須磨　みんなあるね。お母さんはやっぱりやり方がわかってるのね。
男子　でっかい波が来るプールに行った。深いところでいきなり波が来て、溺《おぼ》れた。管理人かな？　に助けてもらった。
須磨　意識失ったの？
男子　いや、それはなかった。

男子　ぼくがまだめっちゃ泳ぎが下手で、水泳を習いに行っとった。板みたいのに乗って泳いどったら、だれかに蹴飛《けと》ばされて、板から落ちて、ブクブクって下まで落ちて、ずっと沈んでいて、三〇秒後ぐらいしたらリーダーが助けてくれた。

作文「命についてはまだわからない」

須磨　みんないっぱい出てきたね。自分じゃなくて、家族が死にかかったり、ケガをしたときに、どんなふうに思ったのか。成相さん、あなたは作文に書いたでしょ。

成相　言われたときは、「えっ、うそー」って感じであんまりわからなかったんだけど、時間が経《た》ってまともになってくると、何を言っていいかわからないんだけども、涙が出てきたりとか、だれかに聞き回ったりとかした。気持ちがおかしくなってたから、泣き叫《さけ》んだりとかして、そのとき思ったことはあんまりないんだけど、お母さんに「大丈夫」「落ち着いて」とか言われたことは覚えている。

須磨　今、自分が死にかかったときに、命はすごく大切だって話をみんなはいっぱい体験談としてしてくれました。では、家族とか友だちとか周りの人が死にかかったときに、何かすごく思った経験がある人はいますか？

そのときに、助けてあげたいって思わない？　何とかしたいとか、あるいは、だれかの作文にもあった、「自分が代わりになれたら」っていうの。他人なんだけど、まったく他人でもなくて、自分がすごく大事に思っている人が死にかかって、そのときに自分が何とかしてあげたいとか、そういうふうに思うこともあるよね。

両方とも命なのね。命というのは、自分の命だけではなくて人の命もあって、人が死んだら自分も悲しくなって、自分の命も弱くなったりすることもあるでしょ。逆にだれかが元気になったら、自分もすごく嬉《うれ》しくなって元気になることもあるでしょ。だからそういう具体的な出来事があったときに、はっと命を感じることがあるんだけども、なかなかふだんは、そんなことを言われてもわかりませんっていうのもわかるんだけども。

最後は、小野摩耶果《おのまやか》さん。あなたの作文を聞かせてください。彼女は、本当にそうだなあって思うことを書いています。

わたしは今まで何度も事故にあったことがあるし、妹が生まれたりもしたけれど、命というものを感じたことがありませんでした。

それでもわたしは、なぜ命を感じないのかちょっと不安です。ほかの友だちは感じたことがあると言っているけど、どうやったら感じられるのかなあと不思議に思っています。

　わたしは思いました。自分で一回死んでみたら、命を感じられるかも。

　わたしは一回、夢の中で死んだことがあります。一回がけから飛び降りたけど、それは夢だったので痛くもないし、面白かったので、がけに登っては飛び降りるのを繰り返していました。

　気がつくと自分の体が隣《とな》りにあって、透明人間《とうめいにんげん》。それはわたしが魂《たましい》になっていて、そのわたしがいました。それで、みんな泣いていて、わたしは死んでしまったんだと思っていました。

　その夢を見た日は、わたしはもう死のうかなあと思っていたので、そんな夢を見たんだと思います。死ぬって何だろう？　どうして死ぬんだろう？　死んだらどうなるんだろう？　今でも思っています。

　死ぬときたら生きるということも考えちゃいます。生きる喜びとか悲しみとかいうけれど、それって結局何だろうと思います。

　生きている間に勉強したりするけれど、死んだらぜーんぶパーになっちゃうと思うと、やっぱり全部無駄《むだ》だなと思います。生まれ変わっても使えるのなら別だと思います。

　でも生まれ変わる保証もないし、そうしたらわたしの「小野摩耶果」も、生きている間だけの呼び名やあだ名になってしまいます。「名前って何でつけられるの？」、そうわたしがきいてもだれも答えてくれません。「生きるのに必要なこと」と言われたこともあったけど、生きるために必要なのは、わたしにしたら、食べ物とか飲み物とお風呂とトイレだけだと思います。あと、お友だち。

　でもやはり死については、いっぱい謎《なぞ》が多いので、答えを探してみたいです。命についてはまだ何とも思えないので、命を感じられたらいいです。

須磨　この話も本当にそうだと思います。みんなは、どう思いますか？　命ってなかなか簡単には感じられないよね。だけど、どうだろう。生きるのに大切なものって何だろう。

女子　小野さんが言っていたみたいに、食べ物とか飲み物とか友だちとかは必要だと思います。

須磨　うーん。小野さんは、死んじゃったら、今まで生きてる間にしたことは全部消えてなくなるって言ってたけど、そう思う？

女子　死ぬまでにやったことは、無駄にならないと思うから、それはそれでいいと思う。

須磨　これは答えが見つからない話なんだけど、死んだらすべておしまい、命はそこで終わりっていう考え方もあるし、命はどんなかたちでもずっと続いていく、自分が生まれ変わるっていう考え方もある。ほかの人に命を伝えていくみたいなこともあると思うんだけどね。

だから自分が生きてる間は一生懸命生きて、いろいろな人にいろんなことをしてあげるでしょ。それは自分の命を分けてあげているようなところもあると思うんだよね。

ぼくが医者をやっていて思うのは、医者は長時間の手術をして、それを毎日毎日やるし、場合によっては夜中に叩《たた》き起こされて朝までやって、また次の日の朝からの手術もやって、くたくたに疲《つか》れている。でもそれは、その人が元気になって、また生きていくと、自分たちの命を分けてあげたんじゃないかなあ、という気がぼくはするんだけど。

自分が死んだとき、生きている間にしたこととか、手に入れたものは全部消えてなくならないとぼくは思っているけどね。君たちは、これからだんだん生きている間に、いろいろ経験しながらそんなことも考えていくものだと思います。

いずれにしてもね、この話はいくら話しあっても答えはありません。また、答えは一つでもない。みんなが自分たちの中で「命って何だろうな？」と思いながら、でもやっぱり命は大事にしないといけないし、大事にするのはどうすることなのかなあというのも、やり方もみんな違うと思う。明日、病院に来て、君たちの目で見てそういうことを考えるきっかけになってくれたらいいなあと思います。

では明日、病院で会いましょう。

一日目　授業後インタビュー

心音を聞いて、生きることを実感する

——お疲れさまでした。初日の授業はいかがでしたか?

授業は難手術でした。でも、とってもいい子たちですね。先輩として、嬉しい。

——子どもたちは、手術の話に興味津々《きょうみしんしん》という感じでした。まず最初の授業で伝えたいと思ったことは?

心臓は体の中の一つの臓器ですが、そこが止まれば死ぬという、とっても大事なところです。だれの体の中にもあって、毎日ちゃんと動いていて、それで生きているんだということを実感してほしかった。また、そこが病気になれば死んでしまう。だから、心臓の病気を持った人がどれだけ辛《つら》い思いをしているかということもわかってもらいたかった。

——まず心音を聞かせることから入りました。それには何かこだわりがあるんですか?

心臓というのは、体の臓器の中で唯一、動いているということがはっきりとわかる臓器です。本当に動いているということが、音で聞いてわかる。心臓は、だれに対してもすごくわかりやすい臓器です。その音をみんなで聞くことによって、命を共有できるかもしれない。そういう感じがしました。

病院で心臓を聴診《ちょうしん》するときに、心音は患者さんには聞こえなくて、医者にだけ聞こえています。だけど、もし患者さんもいっしょに聞こえたら、「あっ、自分の心臓が動いているんだ」とか、「こんなふうに音がしているんだ」とか、そういうことがわかれば、もっと医療が和《なご》やかにいくのではないかなと、つねづね思っていました。だから、子どもたちにはぜひ、音を聞いてもらいたいと思いました。

患者さんには、音だけじゃなくて、超音波などの映像も医者といっしょに見てもらって、「こうだから、大丈夫だよ」「治そうね」というふうに、お互いにわかりあいたいわけです。

――子どもたちには、けっこう受けていましたね。

すごく目が輝いていましたよね。

――女の子のほうをお医者さんにしたてて、男の子の心音を聞かせました。

あれは、すぐにドキドキしたでしょ。気持ちが高ぶると、心臓もすぐに反応するというのを

みんなに見せたかったんだけど、思いどおりでしたね。（笑い）

心臓と対話できる感じをぼくは持った

――先生は医者として、臓器としての心臓をどういうふうに見ているんですか？

ぼくが心臓外科医になろうと思った理由の一つは、心臓が命という点では最後の砦《とりで》になる臓器だということ。もう一つは、さっきも言いましたが、臓器の動きがわかることが、ぼくにとってはすごく魅力的だったのです。

動きが悪い心臓を手術で良くできたら、見違えるように元気に動ける。それがすぐに目に見えるわけじゃないですか。そういう意味で、心臓は特別な臓器だという思いがぼくにあったから、心臓を専門にやろうと思ったのです。

自分が心臓外科医として実際に心臓を手術するようになってから、心臓がすごくいとおしい臓器だと思いました。心臓は、わたしが手術するのをじっと待っていてね、そして良くなったら元気に動き出す。

――心臓外科医になったのは、人間の体内でも心臓が命の根幹だからですか？

そうですね。外科医として何を専門にするかと考えたときに、やっぱり人は心臓が止まって死ぬから、その心臓ができるだけ止まらないようにできる外科医になれたらいいなと思った。それからもう一つは、心臓の動きを見ていると、人の臓器の一つなんだけども、その心臓が何かちゃんとしたアイデンティティーを持っていて、心臓と対話できるような感じがぼくにはしました。だから、そんな心臓とだったら一生つき合っていけるかなあと思いました。

子どもたちも「命」を感じたことがある

――子どもたちに作文を書いてもらったのは、どんなねらいがあったのでしょうか？

医者というのは、確かに病気の臓器を治すことが当面の目的だけれども、基本的には患者さんの命そのものを元気にすることが仕事だと思うんですよ。だからそのためには、「命というのは、いったい何か」ということを考える時間が大事です。しかし、命は周りにいっぱいあるはずなのに、見つかりにくいものでもある。

身近で見つけにくい命について、子どもたちに「命って感じたことがありますか？」と、質問を投げかけた。そしたら思った以上に、命を体験している子どもたちが多いと感じました。

自分が病気になったり家族が亡《な》くなったりしたときに、「命って大切だ」と瞬間的に思うのはよくあることなんだけど、それを日常のふつうの時間のなかで、ときどき自分でたぐりよせて思い出すということができる大人になってくれたらいいなと思ったんです。

――けっこう感じることがあるとみんな言ってましたね。あれは意外でした。

今日の子どもたちは、感性が豊かだし、表現もすごくいきいきとしているから、自分の体験を本当に鮮《あざ》やかに作文で表現していた。自分が死ぬかもしれないと思うような目に遭《あ》ったとか、あるいは家族のだれかが死んでしまったとか。ただ、そういう出来事のなかで命というのを考えて、そして自分のなかの引き出しにきちっとしまうということができる人になってほしい。

――一方で、そういうことは実感したことがなくて周りが感じているのをうらやましいと感じた子がいました。あれはすごく正直な声だと思うんですけど。

小学生だけど、哲学的な思考に入っているところもありますよね。

子どもにとって難しすぎるかもしれないと思ったけれども、大人にとっても結局は難しい話だから、逆に言えば子どものころからそういうことを考え始めてもいいのではないかなと思いました。子どものころにしかつくれない原点というのがあると思うんですよ。

大人になっていろんなことを見たり聞いたりしてから、何かのきっかけをつかむのとはまったく違う次元でね。今の年齢の子どもたちの心のなかで、何か問題を提起して、自分なりに感じる。それで答えは出ないんだけど、考えたということをきちっと自分のなかにしまっておく。そして、将来またそういうことを考えたときに、その引き出しを開けたら何かが出てくると、ぼくは思うのね。空っぽじゃなくて。

そういうことが人間を熟成《じゅくせい》させていくと思う。だから、子どものころに本物を見て自分で何かを感じる、自分で考え始める、そういうことがすごく大切なんじゃないかと思います。

「須磨セット」でどこでも同じクオリティの手術ができる

――先生が子どもたちに実際に使わせた「須磨セット」も、なかなか貴重な体験でした。

もしぼくが小学校六年生のときに、あれを実際に触《さわ》ってやらせてもらっていたら、人生変わっていたと思いますよ。でも、結局、心臓外科医になっていたと思うけどね。（笑い）

こういうインパクトというのはすごく大きいと思うし、それを楽しみにして、体験してもらいました。

――「須磨セット」というのは、どういうものですか？

ぼくが海外の病院に呼ばれて手術をすることが、この一〇年間に一〇か国以上でありました。その都度、向こうの病院にある道具で手術をするというのはなかなか難しい。心臓といういちばん大切な部分の手術をやるのに、ぼくにいちばんフィットした手術道具でやりたい。そういうことでつくってもらったセットです。あれを開けば、どんなところでもちゃんとできるという手術道具です。

——つまり、世界中どこへ行ってもあの道具さえあれば、あとは病院の設備でできる。

自分の病院でやるのと同じクオリティの手術ができるというための道具です。

——子どもたちにやらせてみてどうでした?

……終わるのかなと。(笑い)でも、最後まで、「もういやだ」と言わず、みんなよくやりましたね。「こんなのできない」とか「もう、やーめた」とか言うんじゃないかなと思っていたけど、最後までやったから、やっぱりすごい好奇心だと思いますね。

——ああいうことをやってみるのは、疑似体験としていいですね。

いいと思いますよ。自分が何かをやるときに、思ったほど簡単じゃないんだとか、いざ、人の見ている前でやろうと思うと、それこそ心臓がドキドキ打って、手がプルプル震えて、ぜんぜん今までの自分とは違う自分になってしまうとか、そういうことも体験したはずです。そういうことも勉強になった。

それから班でやるときは、今度は一人でやるのではない。助けてもらわないとできないし、助けてあげなくちゃうまくいかない。チームワークというものがこういう手術という世界でも本当にあるということをきっとわかってくれたと思います。

小学生のころはいじめられっ子だった

――四〇年ぶりに小学校に戻って来られて、神戸はどうですか？


四〇年前にぼくが卒業したころの神戸は、もちろんポートアイランドもなかったし、北の異《い》人館《じんかん》通りのお店もなかったんですよ。異人館にも人がいなくて、庭に草がぼうぼう生えてるところを犬を連れて散歩したりしていたような街でした。まったく様変わりしましたね。ところどころに昔の道の感じがまだ残っているところがあって、ここを歩いて通ったんだなというのは思い出せますけれど。

神戸って不思議な街ですね。埋《う》め立《た》てまでして発展してすごい街になった。そこを大地震が襲って、破壊を受けた。そこからまた復興してきた。何か生き物のように変化している街。だから、この街に住んでいる人たちは、ものすごいバイタリティーを持っているんでしょうね。そうして街がほとんどよみがえって、それでまた昔に戻るのではなくて、新しい神戸になってみんなが元気になってくれたらいいなと思っています。

――後輩たちと会って、自分の小学校六年生のころがよみがえることはありますか？

小学生のころ、ぼくはいじめられっ子だったんですよ。今の子たちを見ると、はつらつとしていて、ぼくがあの中に入っていったら、確実に弱者になりますね。

――いじめられっ子とは、けっこう意外な感じがするんですけど。

ぼくは、小学校二年生のときに移ってきた転校生なんです。たった一年間だけど、最初からいる子たちと、突然入ってきた自分ということに、最初はすごく違和感があった。まあ、エイリアンなんですよね。しかもぼくは三月生まれだから体も小さいし、精神的にも幼いから、追っかけまわすには格好《かっこう》のターゲットだったのでしょうね。

――勉強はできたんですか？

親は、それほどバカではなかったと言いますけどね。ただそのころは、あんまり試験の点数にはこだわらなかったです。今みたいに点数が大きな話題になることはなかった。だからぼくにはあんまり記憶にないですね。

心臓のバイパス手術の記事がぼくの一生を決めた

――お医者さんになろうと思ったのはなぜですか？

医者になろうと思ったのは、中学二年生くらいのころだと思います。中学に入ったころから、大人になったら何かにならないといけないし、どんな大人になったらいいかなんてことを考え始めました。

そのときに、当たり前のことですが、幸せな人生を送りたいと思います。でも、どうしたら幸せでいられるかと考えると、人を喜ばせるとか、人を幸せにするようなことをしながら、そういう人たちが「ありがとう」って言ってくれて、自分も幸せな気分になれるという関係が、たぶんいちばんいいなと思ったんですよ。だから、競争して相手をやっつけて、自分が勝たないとほしいものが手に入らないとか、そういうのはあまりしたくなかった。

ではどういう仕事があるかと考えていたときに、医者の格好をした自分が出てくる夢を見たのです。「お医者さん」というのは、ちょうど思っているとおりの仕事です。要するに、相手が困っていて、自分が何かしてあげられるものを持っていれば、そこで関係がちゃんと成立するわけです。だから、夢から覚めたときに、医者になろうと簡単に思い込んでしまいました。

——心臓外科医を目指したのは、ちょうどバイパス手術ができたころでしたか？

大学を卒業するころには、外科医になろうと思っていました。何を専門にした外科医になるかを考え始めたころ、ちょうど冠動脈のバイパス手術がアメリカのクリーブランドクリニックというところで行われた。それがアメリカのジャーナルに絵入りで、すごくドラマティックな手術だと書いてあったんです。それを見たとたんに、これはもう、絶対自分が一生の間に一人にでもいいからやってみたい、と。そこではっきりと、心臓外科医になりたいと思ったんです。

——それは、そのぐらい衝撃的だったんですか？

はい。今、心筋梗塞《しんきんこうそく》で亡くなる方がたくさんいらっしゃいますけど、その手術ができるまでは、お薬でしか治せない病気だった。お薬が効《き》かなくなったら、それはしょうがないと言われていたのです。それまでにも、いろんな手術方法で心臓の血の巡《めぐ》りを良くしようという試みはありましたが、あんまりはっきりとした効果が出なかった。

ところが、一九六〇年代の後半に、血管に詰まっている部分があっても、そこをまたぐようにバイパスをつければ、ちゃんと血液が通うということがわかった。それで、実際に手術をしたら、こんなに良くなったという論文が出ました。理屈《りくつ》としてはとてもわかりやすいし、本当に心臓が止まるかもしれないという人が、見事に元気になるのですから、こんなにいい方法はないと思ったわけです。

——それは、当時としては常識を覆《くつがえ》すようなことだったんですか？

そうですよ。だから、その手術が行われてからは、アメリカでは爆発的に広まったし、世界中でもどんどん広まった。ただ、理屈は簡単なんですが、実際は、一ミリとか二ミリの血管をつなぎ合わせるわけです。その手術でうまくつながらなければそれで終わりですから、相当技術的に熟練《じゅくれん》を要するような手術でした。だから最初は、どこの国でも、手術をしたらみんな助かるというような状態ではありませんでした。

その後、いろんな手術器具が開発され、外科医も経験を積んで上手になってきました。今では九九パーセントとか九八パーセントの確率で成功するようになりました。

——劇的に治せるとか、外科医の腕で治せるというような面に惹《ひ》かれた感じですか？

そうですね。腕を磨《みが》けば、その結果を出せる。そういう意味では、答えがすごくはっきりと出る手術ですから。

バイパス手術を見たから心臓外科医になりたいと思ったし、バイパス手術をやってるうちに、それにどんどん習熟《しゅうじゅく》して、それを改良して、もっといいものにしていくということに自分の気持ちがどんどん動いていった。ですから結局、バイパス手術との出会いが、ぼくの心臓外科医としての一生を決めちゃったんですね。

「かっこいい」ことは大事なメッセージである

――かっこいいことは大事だといつもおっしゃっているのは、どういうことですか？

「かっこいい」というのは、客観的な評価です。自分でかっこよくしたいと思っても、周りがそう思わなければ何にもならない。逆に周りがかっこいいと思う対象は、やはり何かいいものを持っていると思います。だから、格好なんかどうでもいいと言ってしまうと、それはもう自分の世界の中の話になるので、やっぱり周りから見てかっこいいと思ってもらえるように自分をつくっていこうとする気持ちは、ものすごくポジティブだし、大切なことだと思います。

「かっこよさ」というのは、外見を繕《つくろ》ったり、ちょっとした表現を上手にしたり、そういうことでは続かないことだと思うんです。ただ、そういうこともかっこよさのなかでは大事な要素だから、それも自分に合ったものをきちっとつくっていかないといけない。けれども、それをずーっと年相応に続けていくためには、自分のなかにあるスピリッツというのかなあ、何かを求めていく姿勢がコンスタントに続いていなければならない。それが年月とともに大きくなっていくプロセスが、その人を周りから見ていてかっこよく見せるんじゃないですか。

――子どもたちと接する授業のなかで、そういうことを伝えたいと思いますか？

あの年ごろの子には、ちょっとこれはわからないでしょう。子どもたちにとって必要なのは、あんなふうになれたらいいなとか、ああいうことをやってみたいとか、はっきりとした目標がいっぱいあったほうがいいと思います。

それを一言で言えば、「かっこよさ」なんですよね。スポーツ選手でも芸術家にしても、どんな仕事をしていても、かっこいい人に子どもたちは憧れるわけだから、いい意味でのかっこいい人たちがいっぱいいて、子どもたちにいろんなメッセージを送れば、子どもたちもいろんな将来の選択肢《せんたくし》というのが自分のなかでできてくる。

そしたら漠然《ばくぜん》と、立派な大人になりたいとか、両親に喜んでもらいたいとか、そういう抽象的な目標から、そのための具体的なチョイスとしてこういうものがあると、いっぱい出てくるわけです。そうすると、子どもたちはあまりもがかないで、ストレートに「自分ならこれ」とか、「一度これをやってみよう」という方向に行くと思います。そういうメッセージを、世の中の大人が自分たちがそれぞれできる方法で、子どもたちに伝えていくといいと思います。

――お医者さんの立場だと、かっこいいというのは、どういうことになりますか？

医者としてのかっこよさというのは、本当に患者さんに愛されているということでしょうね。ぼくはただその一言に尽きると思います。

それは、インタラクティブなもので、自分の思い込みで自分のベストを尽くしたとしても、患者さん側がいいと思わなければ、何も実らないわけですよね。

だから、自分のベストというイメージは持っていないといけないけれども、それをやってみて、ほんとに相手が十分に喜んでくれているのか、思ったほど喜んでいないのか、あるいはとても不満なのか、そういったことをチェックしながら、自分にフィードバックしていかないといけない。それの繰り返しだと思うんです。あたりはずれがあまりなくなって、確率が高まってきたときに、きっと「あの先生っていい先生だね」って言われるようになると思うんです。

ただ、そういうかっこよさというのは内面の充実感とか、チャレンジングスピリットとか、あるいは、それをやってきたことで支えられた自信だとか、そういったものでできてくると思うんです。それを持っている人はやっぱり周りから見たら輝いてるし、言葉を変えれば「かっこいい」ということになるんじゃないですかね。

かっこよくないと言われたら、やっぱり、反省しないといけないと思いますよ。

授業④
病院見学と患者さんの話

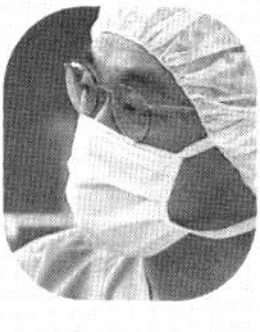

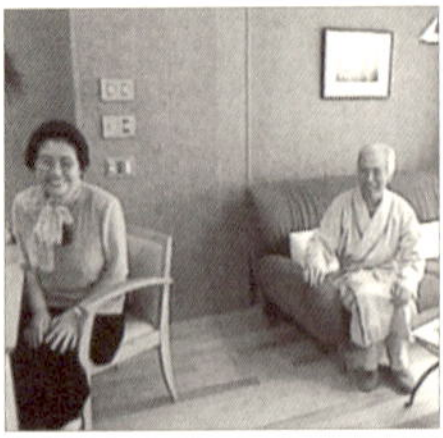

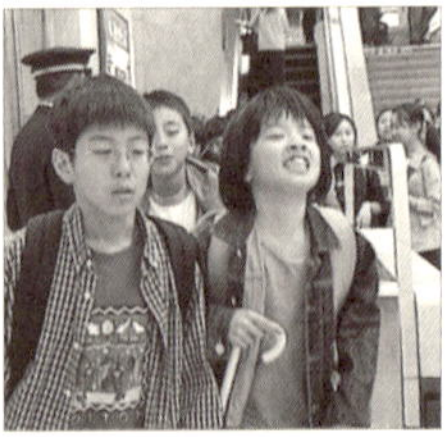

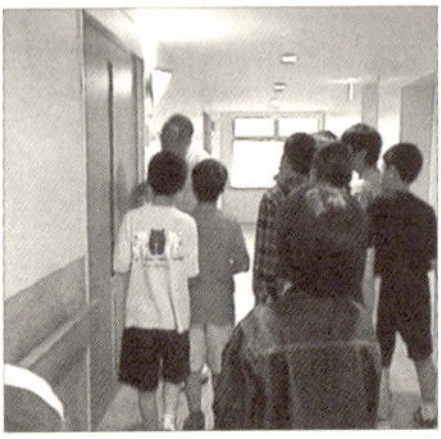

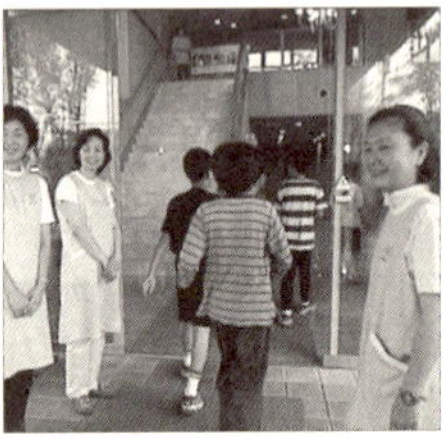

神奈川県葉山町《はやま》にある、葉山ハートセンターの窓から見える湘南《しょうなん》の海岸の景観は、すばらしい。木材の質感で統一されて、ホテルのような落ち着いた雰囲気である。

子どもたちは神戸から、この病院で行われる須磨さん執刀《しっとう》の心臓外科手術を、リアルタイムで見学するためにやって来た。自分の生死にかかわる手術を、子どもたちのために見学許可してくれた患者さんに、子どもたちは手術前に会って話を聞いた。

そして、患者さんの手術の成功を祈った。

「葉山ハートセンター」病院見学

病院見学

子どもたちは、はるばる神戸から新幹線でやって来て、病院にはバスで到着した。須磨さんは病院の一階で子どもたちと握手《あくしゅ》を交わして歓迎《かんげい》した。

須磨　いらっしゃい。昨日の手術の実習を覚えてる？　わたしに代わってやってみる？（笑い）

男子　いや、無理、絶対無理です。

女子　先生は、昨日と服装が違う。

須磨　そうだよ。これが病院の服装。この病院はどう？　ふつうの病院のイメージとは違うでしょう？

子どもたち　うん、違う。

須磨　みんなはどんなふうにイメージしていた？

子どもたち　白い。

須磨　臭《くさ》い、白い、薄暗い、汚い。でも、ここはそれとみんな違うでしょ。じゃあ、ちょっと病院の中を案内しましょう。それから、病室へ行って、明日手術する人と会うんだけど、励《はげ》ましてあげてください。

じゃあ、こっちにいらっしゃい。（子どもたちは須磨さんに誘導されて二階へ上る）ここはホテルみたいだけど、病院だから静かにしてね。だけど質問があったら、してください。

病院は何となく緊張するし、冷たくて暗い感じだから、気持ちが悪いでしょう。だから患者さんにちょっとでもリラックスしてもらえて、居心地がいいように思ってもらえる病院を考えてつくってみたんだけど、どうかな？

子どもたち　完璧《かんぺき》。

須磨　ここは外来で、通院する患者さんが診察《しんさつ》を受けるところです。この病院にはA棟《とう》、B棟があって、A棟は六階まであります。

ここから患者さんがいる病室の前を通って行くからね。

子どもたち　しーっ。

須磨　ここはね、全部患者さんたちの病室。ここは看護婦さんの部屋。

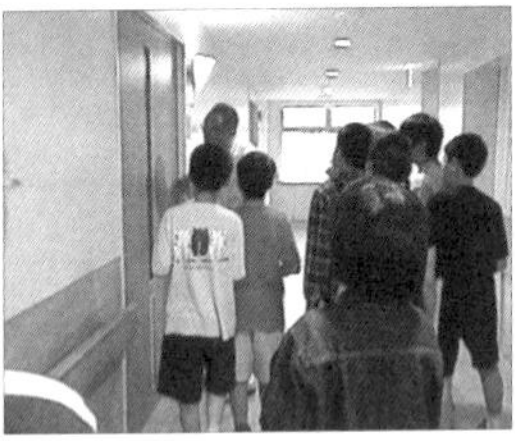

廊下から病室

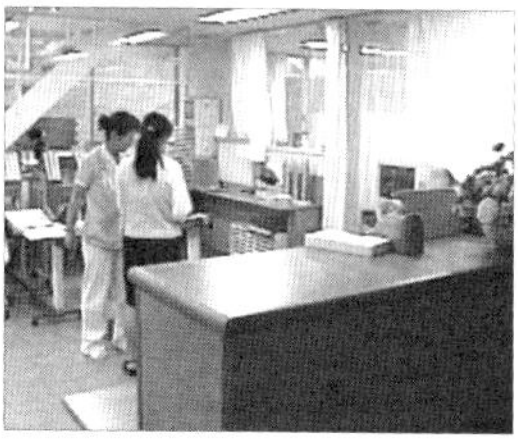
ナースステーション

天気がいいと、富士山がきれいに見えるよ。目の前は葉山《はやま》の海岸と湘南の海。

葉山の御用邸《ごようてい》も見える。（指さしながら）木がいっぱいあるところに黒い屋根が見えるでしょ。それから、少しうっすらとだけど、ずっと向こうに江ノ島《えのしま》が見えるよ。

ここはスタッフが食事をするところです。

男子　ここで何でも食べられるの？

須磨　メニューは決まっている。コックさんがその日のメニューを決めてつくってくれる。

男子　給食？

須磨　そうそう、給食。（笑い）

どうですか、病院を見た印象は？

男子　ホテルみたいで、景色がすごくいい。

男子　ふつうの病院だったら汚い感じがするけど、この病院は何かきれい。

女子　想像していたのは白色の病院だけど、ここは木でできていて、木の匂《にお》いがする。

女子　病院のイメージと正反対。

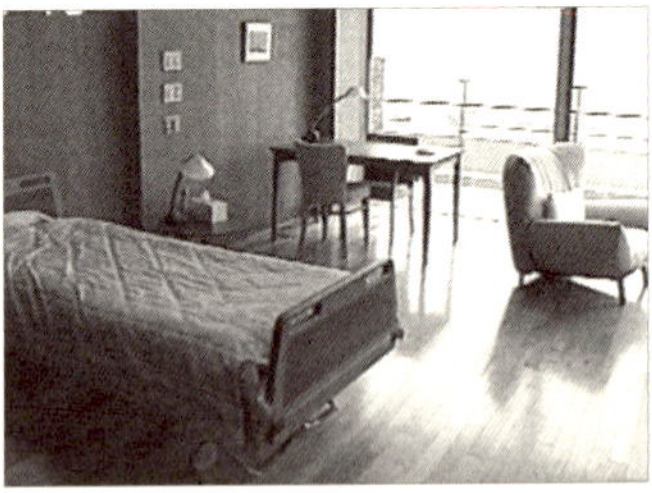

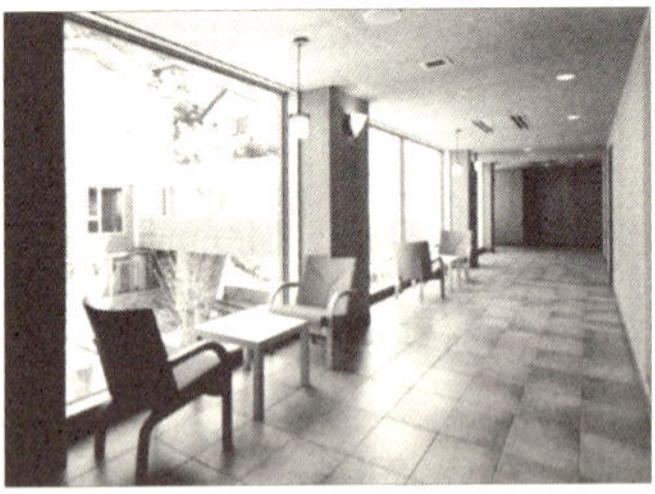

男子　思っていたよりきれいだし、ぼくの家よりきれいだ。
須磨　白くないでしょう？
女子　気に入った。
須磨　気に入った？　入院する？（笑い）
　昨日の授業のときに、「病院ってどんなイメージ？」ってきいたときに、君たちはいっぱい答えてくれたよね。何か暗くて緊張していて、変な臭いがして、白っぽくて。要するに居心地悪そうって感じだった。ぼくたちだって、そう思っているんです。できたらもっと居心地のいい病院で仕事したいし、患者さんだって入院したら気持ちよく過ごせると思ってそうしたんですけどね。みんな気に入ってくれてよかったです。
　ひょっとしたら死んでしまうかもわからない病気で、しかも手術だって一〇〇パーセント絶対安全ってわけじゃないから、命がけで手術を受けに来る人たちばかりがここに来ています。その人たちがどういう思いで命を預けに来たのかというのを君たちに実感してもらって、命の大切さとか、病気と闘って治っていくというのがどういうことかを感じてくれたらいいなと思ってます。

じゃあ、患者さんのところへ行こうか。患者さんは、平川さんといって、六〇歳代の男の方です。関西からわざわざこの病院がいいと思って、手術を受けに来ました。

だから関西弁でしゃべっていい。平川さんの病気は、「狭心症《きょうしんしょう》」といって、血管が詰まりかかって、心筋梗塞《しんきんこうそく》になりそうな状態です。それで、明日はバイパス手術を予定しています。これから、直接会って話を聞きましょう。

紹介するね。この人たちはボランティアのおばさんたちです。

子どもたち　こんにちは。

ボランティア　おばさんです。こんにちは。

須磨　ぼくの奥さんです。見学に来た人の案内も手伝ってくれます。（笑い）

この病院では、心臓の手術が終わった人は、回復するためのリハビリテーションをするために、歩いたり動いたりすることがすごく大事です。病院の中も歩けるし、中だけではなくて外も歩きながら運動できるようにつくってあります。

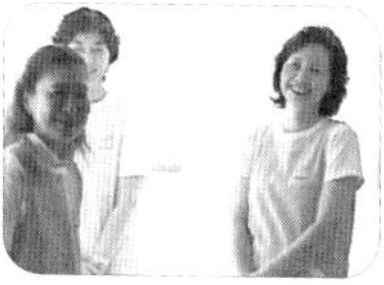

おばさん??

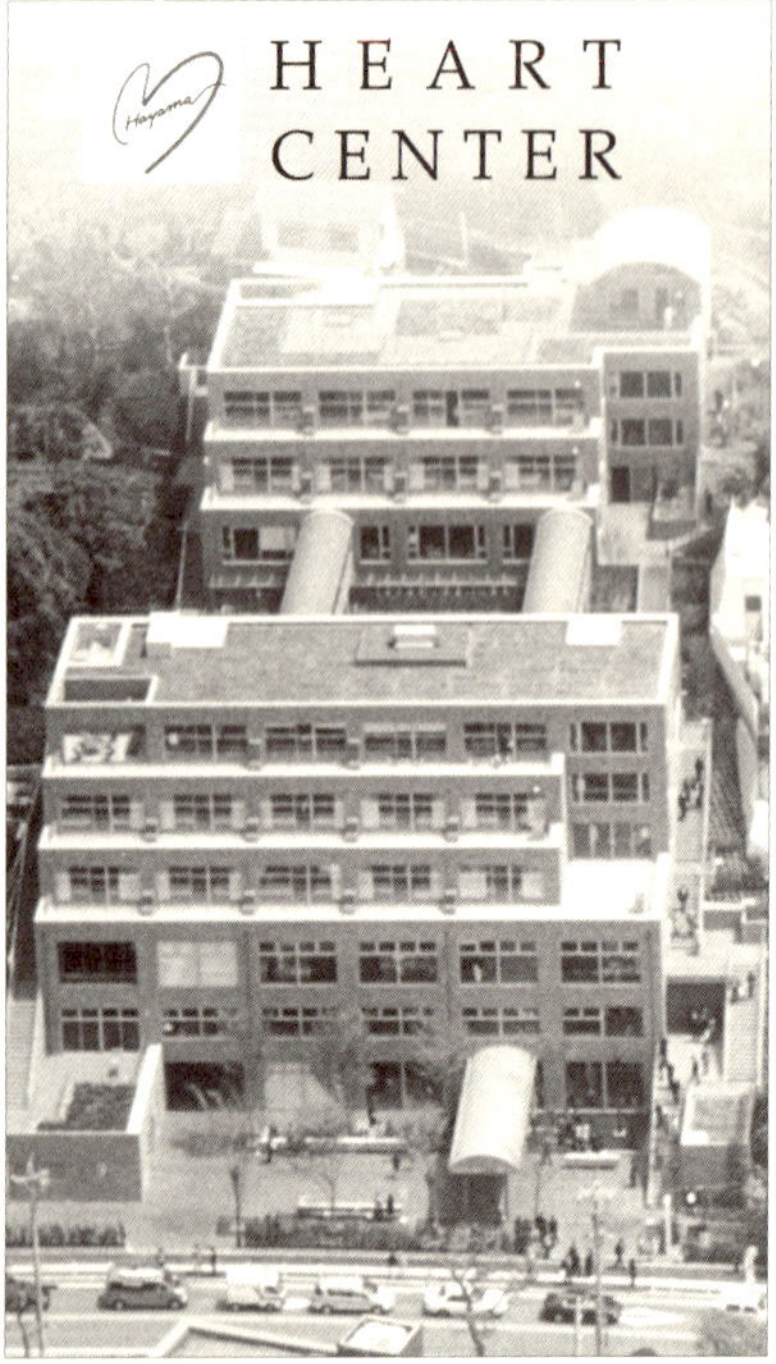

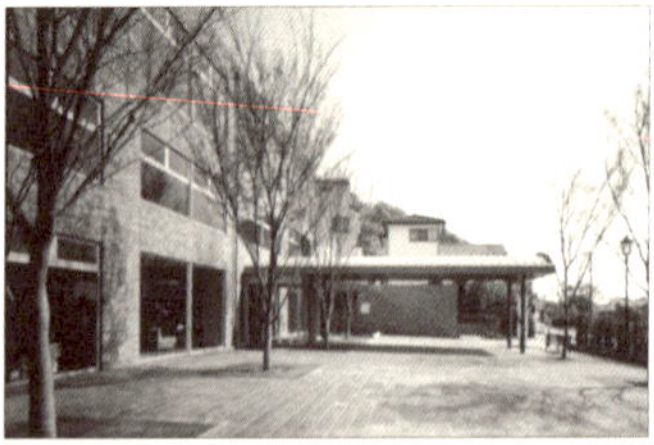
玄関

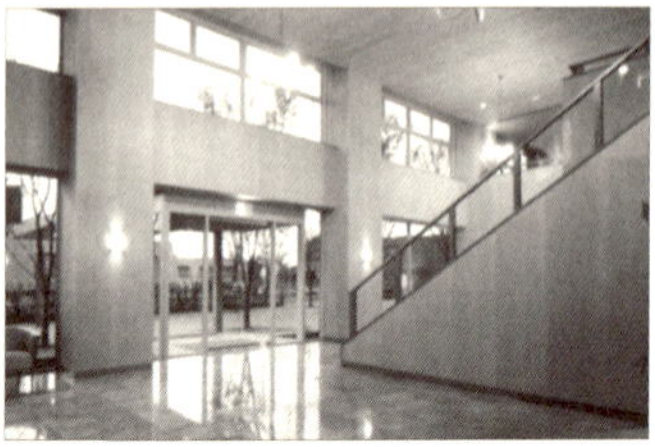
エントランスホール

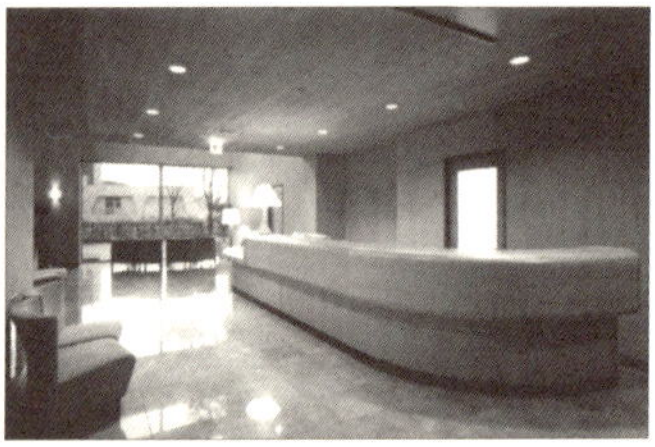
受付

■アクセス方法
JR 横須賀線逗子駅下車・京浜急行新逗子駅下車
　車→タクシーで 15 分
　京急バス（長井行き・横須賀市民病院行き・大楠芦名口行き）
東名横浜町田 IC・首都高速（湾岸線または横羽線）→狩場 IC→横浜横須賀道路
　逗子 IC→逗葉新道→国道 134 号→葉山御用邸からすぐ
　横須賀 IC→県道 27 号→湘南国際村→国道 134 号→長者ヶ崎からすぐ

（写真は、病院から見える湘南海岸）

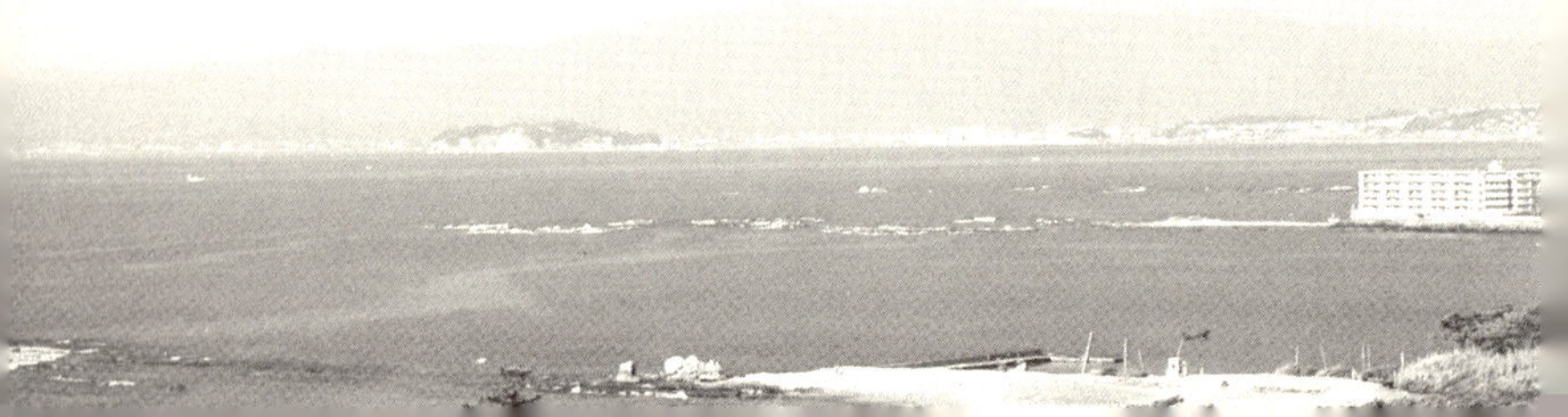

手術室

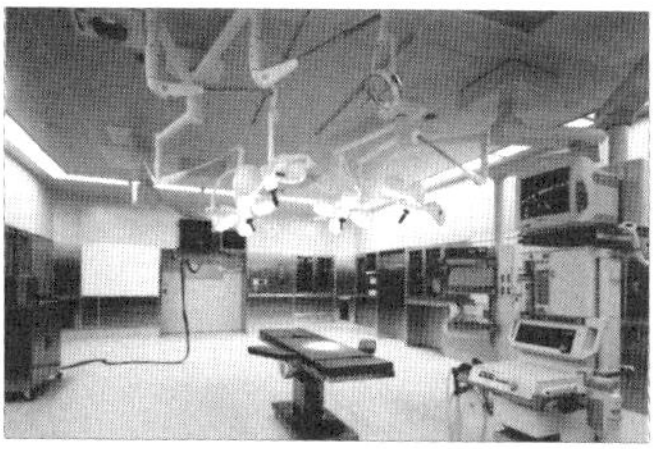

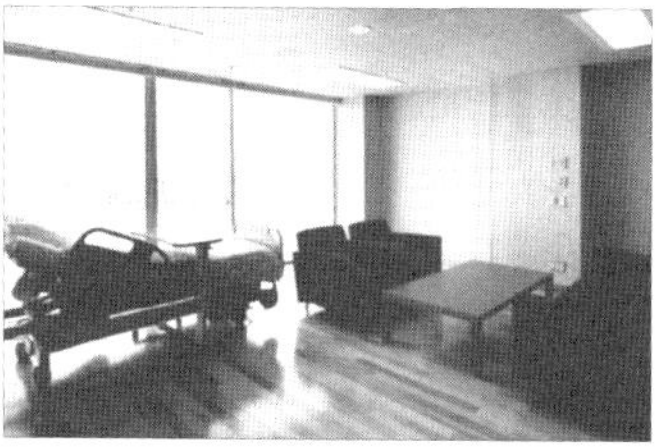

病室

心血管造影室

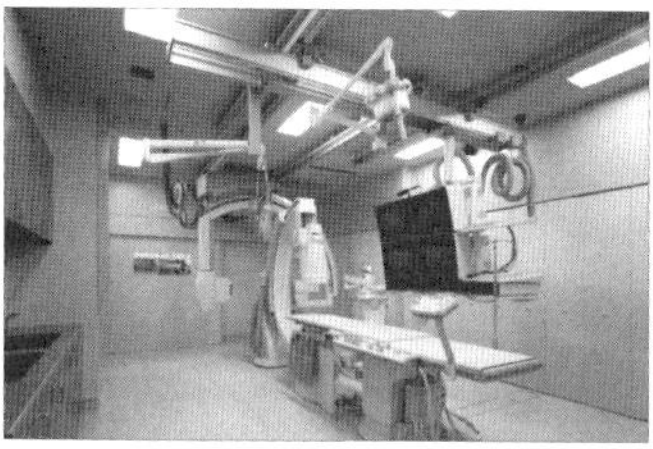

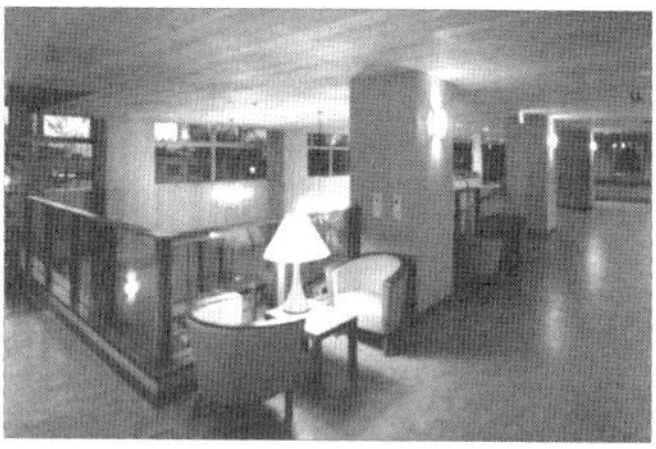

二階廊下

ICU

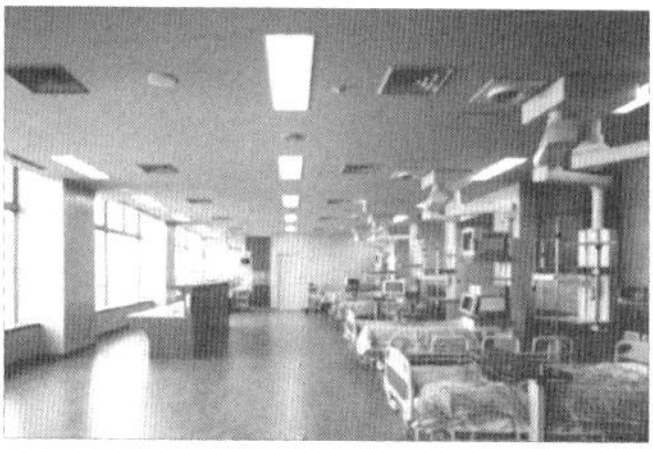

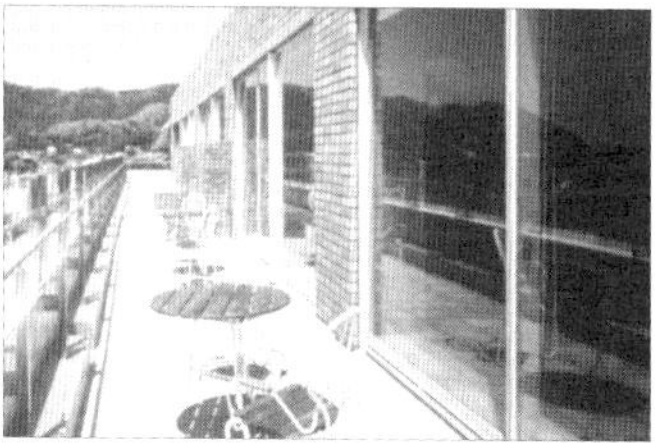

ルーフバルコニー

■葉山ハートセンター

〒240-0116　神奈川県三浦郡葉山町下山口1898

tel 0468-75-1717　fax 0468-75-3636

ホームページ http://www.hayamaheart.gr.jp　メール mail@hayamaheart.gr.jp

■須磨久善先生のホームページ

http://www.NetLaputa.ne.jp/~HisaSuma/

手術を受ける人の話を聞く

平川さんの部屋で

須磨（ノックをしながら）いいですか？

平川さんの奥さん　どうぞ。今、おへその掃除《そうじ》をしてもらっていました。

須磨　そうですか。神戸から元気な子どもたちがいっぱい来ましたよ。大丈夫ですか。じゃあ、ちょっと起きて、ガウンを着てもらって。

（子どもたちが病室に入ってくる）

子どもたち　こんにちは。失礼します。

奥さん　こんにちは。いらっしゃいませ。

須磨　こうべ小学校六年三組のみなさんです。こちらは平川さん、明日手術を受けられる予定です。

平川　神戸は、震災《しんさい》に遭《あ》ったから大変だったね。たくさんの人が亡《な》くなって、大変でしたね。

命は大事にしなきゃいかんよ。

須磨　平川さんはどんな病気で、今はどういう気持ちかをちょっと話してください。

平川　狭心症《きょうしんしょう》という病気です。七、八年前に、坂道を登っていたら苦しくなって、うずくまってしまったのがいちばん最初です。

ちょっとパーキンソンの病気（神経難病）も持っていまして、言葉がはっきりわからんと思いますが、よろしくお願いします。体全体に震《ふる》えがくるんですよ。これはまた、違う病気ですけどね。これは生死に関係ない病気だけど、心臓は詰《つ》まったらもうおしまいですからね。

心臓にはたくさん冠動脈《かんどうみゃく》がありますよね。その動脈がところどころ詰まってしまって、血液が流れていかへん。血液がいかなかったら、心臓が止まってしまう。今でも心筋梗塞《しんきんこうそく》で亡くなる方が多いのは、この冠動脈が詰まってしまうから。

初めは、カテーテルという針金みたいなものを太股《ふともも》のところから入れて（足から心臓までさしながら）、心臓を検査したり、詰まっているところを掃除したりしていました。

今度、須磨先生に手術してもらうのは、胸のここを切ってね（自分の胸を見せながら）、心臓を止めて、そして人工心肺《じんこうしんぱい》でポンプの役目をしてもろうて、その

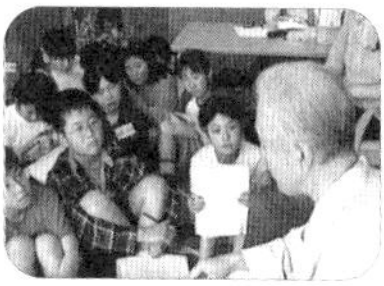

間に心臓に足と胸と胃から取った血管をつないでいただく手術をしてもらうわけです。

須磨先生は日本一の先生で、世界的な先生ですからね、大阪からわざわざここまで来ました。大阪で診《み》てもらっている石村先生と池田病院の天野先生のお二人に「葉山ハートセンターに行ったら助かるぞ」って、こちらを紹介していただきました。

須磨　血管が詰まって心臓が止まるかもしれないと言われたとき、どんな気持ちになりましたか？

平川　もうゴルフもできないし、家族もおるのに、わたしが死んだらあとが大変だなと思うと、どんなことがあっても治してもらわないと、という命に対する執念《しゅうねん》が出てきました。

須磨　やはりふだんの生活では、生きているとか、命のこととか、そんなに考えませんよね。

平川　そうですね。

須磨　病気になって、ひょっとして自分が死ぬかもしれないとなったら、やっぱり何か考えることはおありでしたか？

平川　事業もしてますしね、これで死んでなるものかと思いました。

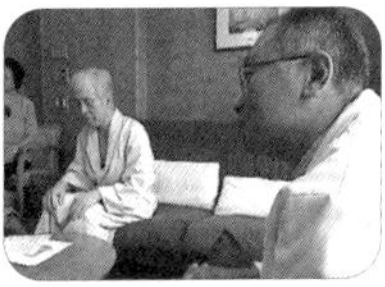

須磨　君たち、何か平川さんにききたいことがあるでしょう？　きいてごらん。
男子　心臓病と言われたときに、ショックとかはありましたか？
平川　もちろん、ありました。ほかの簡単な病気じゃないですからね。胸を開いて心臓を止めて、ほかから取ってきた血管を埋《う》め込む手術。聞いただけでも怖《こわ》くなって、初めのうちは、とっても怖いからやめようと思ったんです。でも、命がなくなるかもしれないとなると人間強くなりまして、命のためなら、と覚悟してこちらへ来たんです。手術がいよいよ明日に迫《せま》ってきて、怖いことは怖いですけど、先生を信頼《しんらい》して、命を助けていただこうと思っています。
男子　日常生活で不便なことはありますか？
平川　上り坂を歩いたりしたら、苦しくて歩けんようになりますので、遠くへ出かけられないことや、家の階段を上がったり下りたりすることもできないので、不便は不便です。
男子　病気はいつごろかかったんですか？
平川　八年ほど前ですね。わたしには持病がありました。糖尿病《とうにょうびょう》という病気です。好きなものや甘《あま》いもんばっかり食べたり、お酒ばっかり飲んだりすることも、病気の一因になります。糖尿病になると、心臓だけでなく、コレステロールがたまってあらゆる血管の内側が狭くなります。みなさんも、これから糖尿

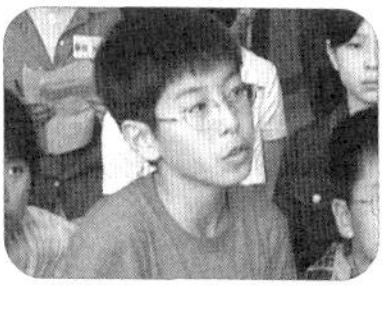

病にならないことが大事ですね。

男子　命とはどんなものだと思いますか?

平川　よく、「地球より重い」って言いますね。このごろの若い人たちは、あんまり命を大事に思っていない感じがします。神戸でも人の命を何とも思わないような事件がありましたね。「地球よりも重い」とは、まさにその言葉のとおりだと思いますよ。

男子　心臓病でいちばん苦しいところはどこですか?

平川　いちばん苦しいのは、やはり心臓です。階段《かいだん》を上ったり、ちょっと歩いたりしたら、ちょうどみなさんがマラソンとか短距離《たんきより》を走ったあと、息が「はぁはぁ」ってなるでしょう。あれの病的な辛《つら》さです。もう立っていられずに座っちゃう。

女子　手術して成功するかどうか、不安はありませんか?

平川　先生に全幅《ぜんぷく》の信頼を申し上げておりますので、その心配はないと思います。でも、怖いことは怖いです。

女子　手術をするって聞いたときは、どう思いましたか?

平川　初めは、「なんでや」と思いました。針金みたいなカテーテルを心臓の中に入れて、血管の詰まっている部分を掃除したり、風船で膨《ふく》らませたりする治療法があるんですけど、それ

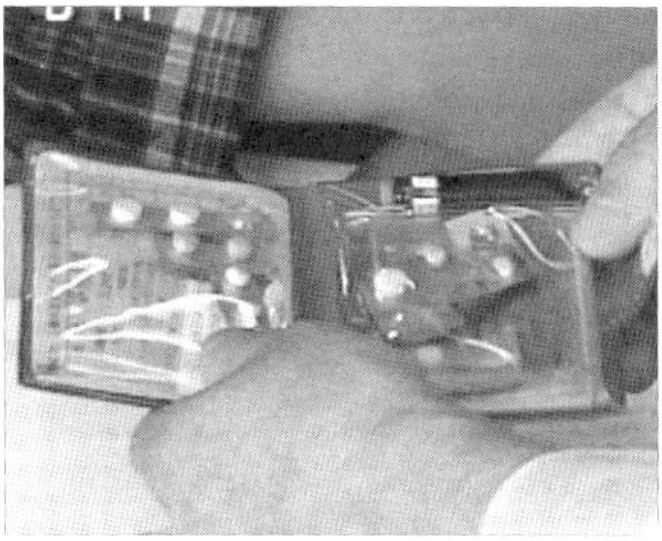

狭心症手帳

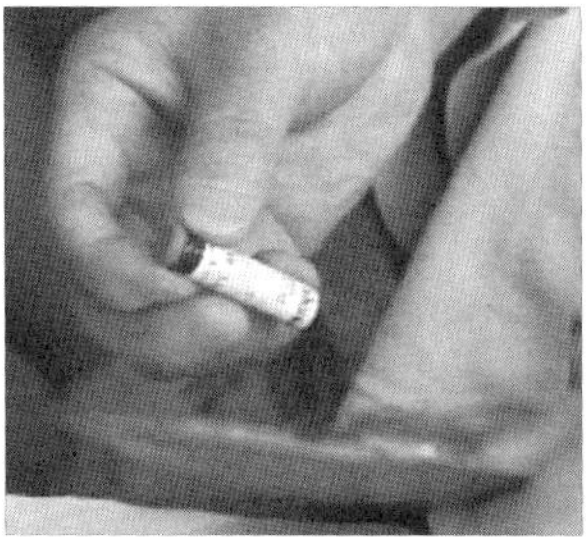

ビンに入ったニトログリセリン

ではあかんのかなあと思いました。それやったら、心臓は切らないですみますから。

みなさんもこういうことがないように、暴飲暴食《ぼういんぼうしょく》を避《さ》けて、糖尿病にならないようにしてください。

みなさんは明日、手術を見学なさるそうですね。みなさんのなかからまた医療《いりょう》に向かって勉強して、いい先生になられる方もおられると思いますけど、人助けは大事ですから。

スタッフ　平川さん、いつも持ち歩いている手帳のことをちょっと説明してもらえますか。

平川　（赤い手帳を開く）これはね、ニトログリセリン。聞いたことありますか？

（胸を押さえながら）胸が差し込んできたら、この錠剤《じょうざい》を飲み込むんじゃなくて、舌《した》の下に入れるんですよ。それで溶《と》かすんです。

それがいちばん心臓に近いらしいんですよ。（飲み込んで胃からの吸収だと、二、三〇分もかかるのに、口の中の粘膜《ねんまく》から直接血流に入り込むと、

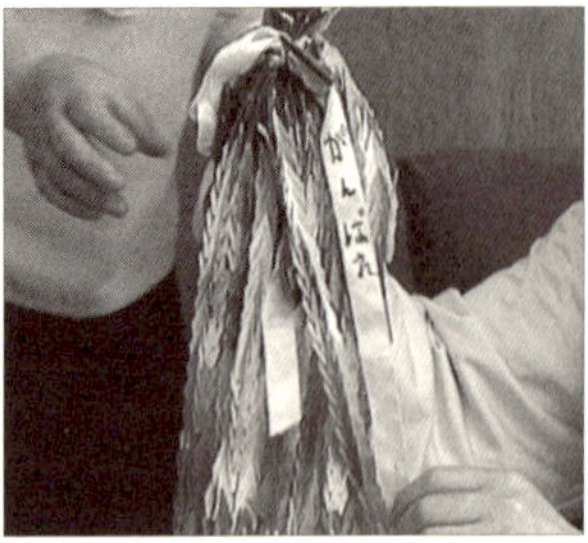

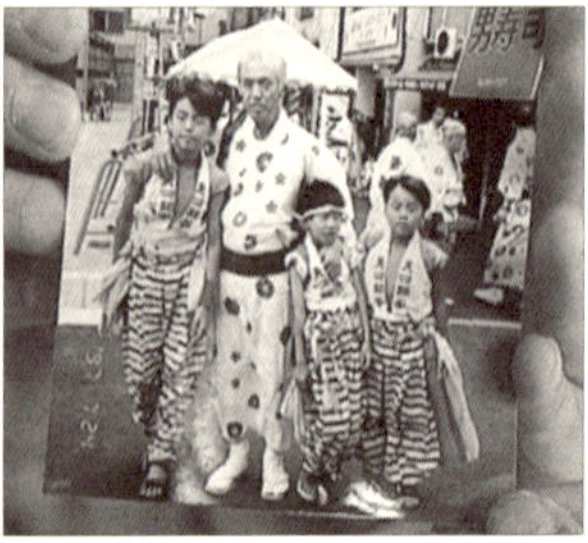

一、二分で作用する）この薬で心臓の血管がある程度拡張されて開きます。心臓に血が通らないと死んじゃう。

それで、これをいつもこの赤い手帳に入れて持ち歩いてるわけです。電車に乗っているときも、ゴルフをやっているときも。

男子　六七年間生きてきて、いちばん嬉《うれ》しかったことは何ですか？

平川　最近では孫《まご》が生まれたことです。それ以前はどうでしょうね。

（奥さんに）孫の写真ある？

奥さん　はい、ありますよ。ちょうどみなさんと同じぐらいですよ。

（子どもたちに写真を見せる）孫がね、これを折《お》ってくれたの（千羽鶴《せんばづる》を見せる）。「おじいちゃん、がんばれ」って。

子どもたち　すごい。

女子　もし手術が成功したら、何かやりたいことはありますか？

平川　そうですね。やりたいこと、何やろ？

奥さん　そりゃ、ゴルフでしょ。

平川　ゴルフという趣味《しゅみ》を持っているんですけど、下手《へた》です。

ゴルフ場で一回倒れました。今度は先生にきれいにバイパスの手術をしていただいて、血液が心臓にまんべんなく回るようになったら、またゴルフに行きたいなあと思っています。

男子　葉山ハートセンターの病室と、ほかの病院の病室とでは何か違いを感じましたか？

平川　よく質問してくれはった。ここに来て、本当にびっくりしました。この病室は、ホテルみたいで、病院の感じがしないんですよ。ということは、患者に恐怖心《きょうふしん》を抱かせないような特別なご配慮《はいりょ》があったことと思います。

そして見られたとおり、病院内がドアもタイルも壁《かべ》も茶色系統ですから、本当に気持ちが和《なご》むんです。病室の窓からは富士山が見えますし、江ノ島は見えますし、こういう患者の気持ちを和《やわ》らげるような病院は大阪にはございませんのでね。

奥さん　主人にはもっと長生きしてもらって、これからまだまだ二人で老後を楽しくやっていきたいと思うし、治ったらゴルフをもう一度やらせてあげたいと思って、須磨先生をお頼《たよ》りして来たわけです。一つしかない命を大事にせないかんと思って、主人も決心して来たわけなんですよ。みなさんも、命は大切に思ってくださいね。

須磨　昨日話したようなことが、実際、本当に身の回りの家族とか友だちに起こるのね。だから君たちも、家族の人がこういう病気になったときは、やっぱり気持ちのうえで支えてあげないといけない。そういう意味では、本当に人の命も自分の命も同じぐらい大事だし、それが両方つながっているから、そういうことをこの機会に覚えてくれたらいいいと思います。

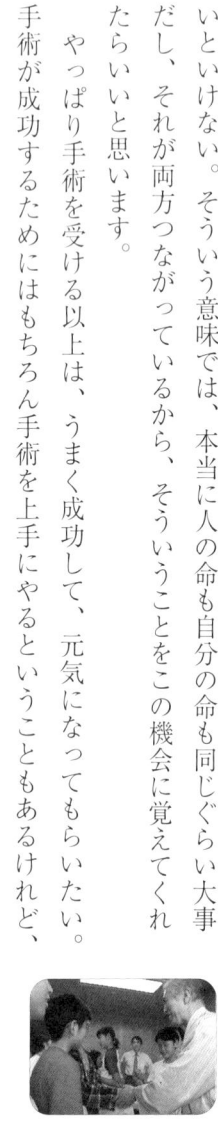

やっぱり手術を受ける以上は、うまく成功して、元気になってもらいたい。手術が成功するためにはもちろん手術を上手にやるということもあるけれど、手術を受けられる患者さんに「絶対治るんだ」という気持ちがあって、家族の人が本当に治ってほしいという気持ちを与えて、周りから精神的に支えるということも手術がうまくいくためにはとても大事なことだからね。だから君たちからも励《はげ》ましてあげてください。

子どもたち　がんばってください。

平川　ありがとうございます。明日また、手術前に送っていただけるのかな？

須磨　朝、みんなで、手術室へ行く前に会いに来るよね。明日は手術室の様子を、彼ら全員でホールで見て祈《いの》っていますから。がんばりましょう。

じゃあ、あんまり長いとお疲れになるから。

子どもたち　ありがとうございました。

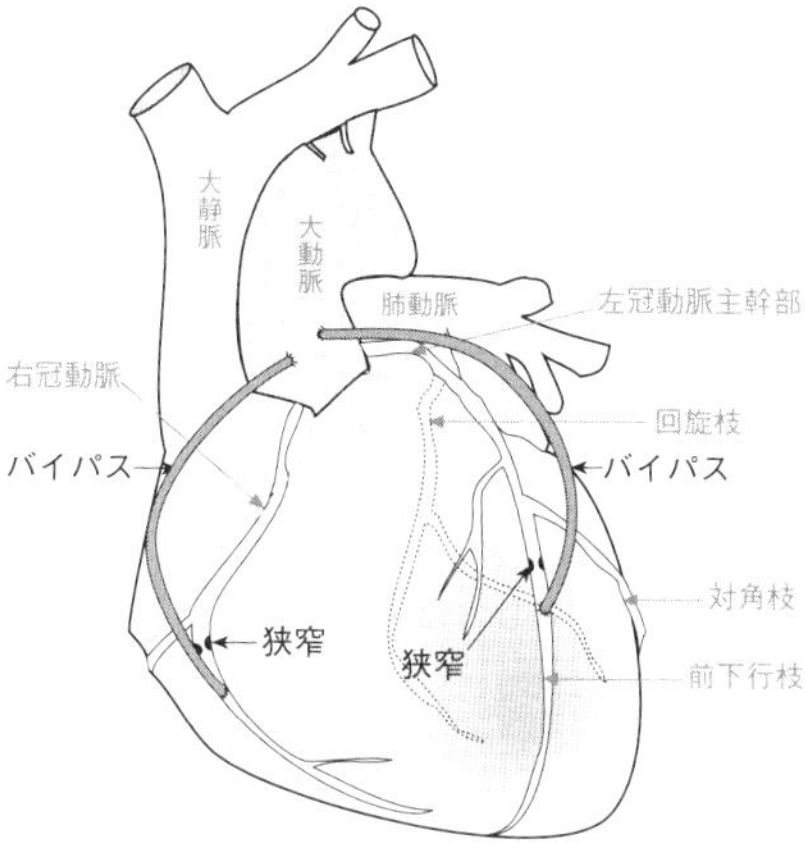

バイパス手術の一例

冠動脈の枝の一部に動脈硬化によって狭くなる部分ができると、心筋に送られる血液の流れが滞って狭心症になる。さらに詰まってしまうと、心臓の収縮が不能となり、心筋梗塞になって突然死の危機にみまわれる。

冠動脈バイパス手術は、狭くなった個所にバイパスをつくることによって血液の流れを円滑にする。

バイパスをつくるには、自分の体の内胸動脈（胸の血管）、胃大網動脈（胃の血管）、大伏在静脈（足の血管）を使う。

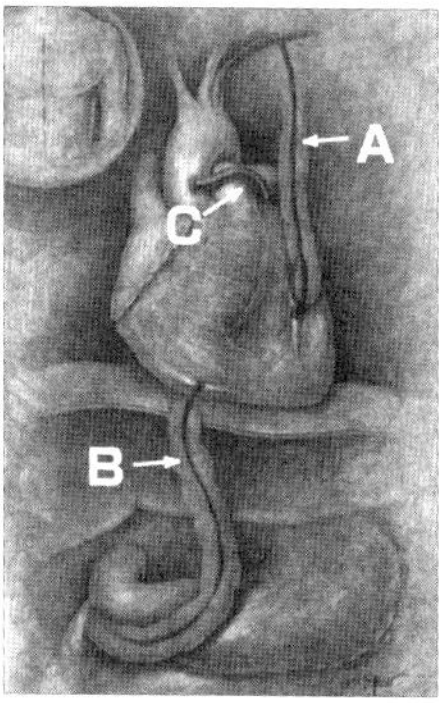

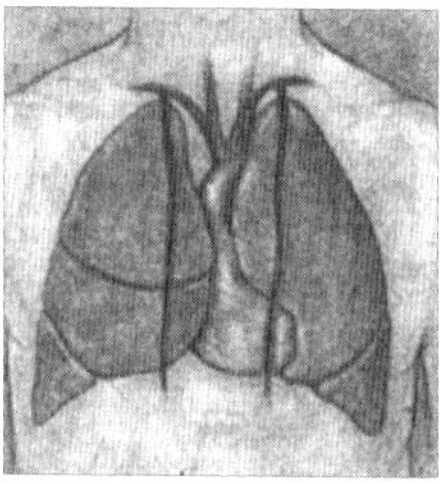

A内胸動脈

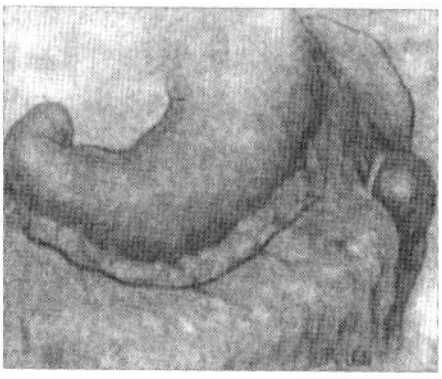

B胃大網動脈

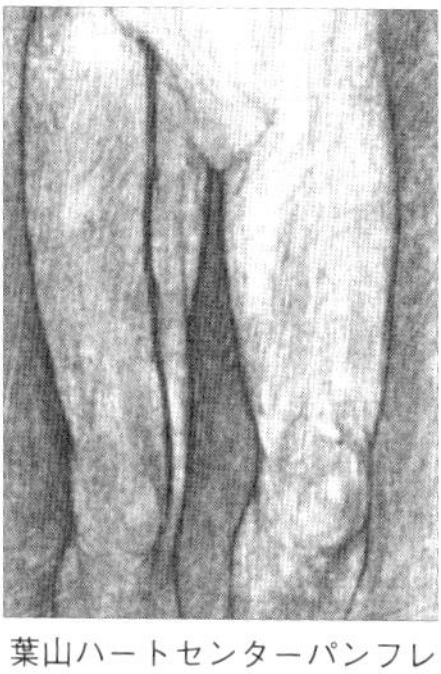

C大伏在静脈

葉山ハートセンターパンフレットより

見学する手術について

医局にて

須磨（平川さんの心臓の画像を見ながら）ビデオで見たでしょう。太い血管が途中で狭《せま》くなっている。それが平川さんには三か所あります。

子どもたち　えー、うっそー！

須磨　カテーテルという管を入れて、血管の太さとか狭くなってるところを見るという、血管《けっかん》造影《ぞうえい》という方法ができてから、きちっとした手術ができるようになりました。これは心臓が動いているところ。心臓は元気に動いている。元気でしょ。だからまだ筋肉は傷《いた》んでないの。だけど、血管がここで⑴狭くなってるでしょ。

子どもたち　あっ、ほんまや。

須磨　ここが詰まると、筋肉が全部死んでしまうからね。これが⑵、カテーテルという管です。

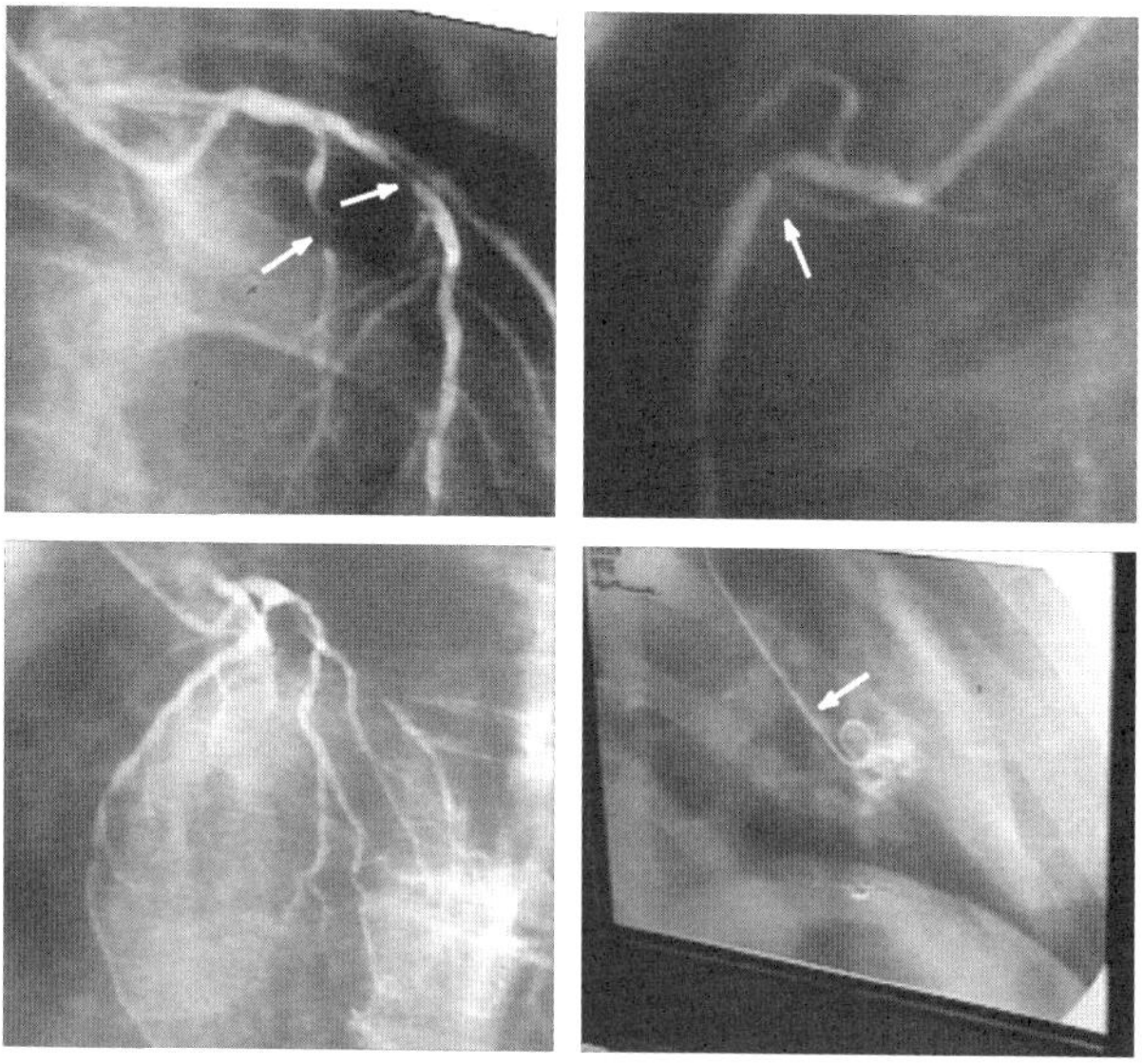

女子　細いところが詰まってるんですか？

須磨　そうです。

男子　バイパスは、どういうふうにつなぐんですか？

須磨　ここの根元が狭い。

　見てごらん、ここ(3)が狭いでしょ。ここはすごく大事なところなの。ここが詰まってしまうと、広い範囲の筋肉が死んでしまうからね。血の巡りがすごく悪いから、ちょっと動いただけでも苦しいっておっしゃってたでしょ。

　狭い個所がね、ほかにも二か所あって、だから三か所をバイパスしなきゃいけない。

子どもたちの感想

――平川さんの話はどうだった？

女子　奥さんが、「もう一度元気になって、ゴルフをさせたい。本当に好きなことをさせてあげたい」って言うのを聞いて、家族思いで、感動した。

男子　平川さんの孫が生まれたことが、六七年間生きているなかでいちばん嬉しかったと言っていて、その孫から千羽鶴がもらえてとっても嬉しそうな顔をしていたので、また元気になって、お孫さんと楽しく遊んでくれたらいいなと思いました。

男子　平川さんには心臓の病気と、もう一つ、手とかが震える病気もあった。二つの病気があって、一つは心臓という人には欠かせないものの病気だったから、とても大変なんだなあと思った。ぼくにはそんな病気が一つもないから、かわいそうというか、そんな気がしました。

女子「命は地球よりも重い」って言ってたから、これから命を大切にしなくちゃと思いました。

男子　ぼくは将来、医者になりたい。平川さんに「がんばってください」って言われたので、ぜひなって、いろいろな人の命を助けてあげたいです。

平川さんは、どうしても助かってほしいです。

――明日の手術はどうかな？

男子　大丈夫です。絶対、大丈夫です。

女子「『もし治らなかったら』って考えたことありますか？」ってきこうと思ったんだけど、手術が怖いと言っていたし、奥さんがゴルフをやらせてあげたいと言っていたので、「治らなかったら」なんてきけなかった。

わたしは手術はしたことがないんで、あんまりわからないし、わかってあげられないから、かわいそうというか、そんな感じです。

女子　命を守ろうという熱心さがすごいなあと思った。須磨先生を信用して、この遠い病院にも来たし、それだけ信用してるんだなあというのがわかった。

——心臓病の苦しさみたいなことについて話してたでしょ。ああいうのはどう思いましたか？

女子　身近な人がそんなふうになったことはないけど、階段を上り下りしたり、ふつうのことをしているだけですぐにしんどくなったり、心臓が苦しくなったりして大変だと思うし、「自分がそうなったら、いやだなあ」って感じました。

女子　この病院にいたら安らぐと言っていたし、先生を信頼してるから、たぶん治ると思う。奥さんが、もし元気になったら老後をもっと楽しみたいと言ったのは、いいことを言ってるなと思った。

——病気の苦しさとか手術前の気持ちとか、見ていてどう思った？

女子　以前にわたしのおじさんが手術したことがあって、そのときはすごく怖そうだったけど、須磨先生はすごいプロなので、平川さんは安心していた。もし病気になったら、須磨先生に手術してもらいたいなと思いました。

——何の話がいちばん印象に残った？

男子　今の二〇代の人でも糖尿病にかかりやすくて、それで心臓病になる。だから、須磨先生などの心臓外科医の仕事が多いみたいだから、少なくするためにも、糖尿病には注意したいと思う。

男子　手術前日ですごく不安でしょ。できるだけ、不安を取り除けたらいいなあ、と思った。

——不安を取り除くためにはどうしたらいい？

男子　例えば心臓病のことは忘れて、楽しいことをいろいろ話して、できるだけ別のことを考えるようにしたい。

女子　平川さんはお孫さんといっしょにいろいろなところへ行きたいと思っている。お孫さんもおじいちゃんに治ってほしいと思ってるだろうから、わたしも一生懸命応援したいって思っています。明日は、須磨先生も平川さんもがんばってほしいです。

手術の方法

太股《ふともも》を切開し、大伏在静脈《だいふくざいじょうみゃく》を二〇センチほど取り出す。静脈は血管が網の目のように交錯《こうさく》しているので、切断されても血液の循環には支障がない。

内胸動脈《ないきょうどうみゃく》と胃大網動脈《いだいもうどうみゃく》は、一方だけを切断し、直接冠動脈《かんどうみゃく》につなぐ準備をしておく。

胸を切り開き、胸骨を切断する。心膜《しんまく》を開くと心臓が現れる。

手術前に行った冠動脈の造影写真《ぞうえいしゃしん》で、冠動脈のどこが詰まっていて、どうバイパスしたらいいかは、須磨先生はじめスタッフは確認済みである。

バイパスをつけるには、心臓を止めなくてはならない。大静脈から心臓に戻ってくる血液を人工心肺《じんこうしんぱい》に導き、その装置が肺の役割を果たし（酸素を吹きつけて）大動脈に戻す。

だが、このままでは心筋《しんきん》に酸素供給が行えないので心筋が壊死《えし》してしまう。そこで心筋保護液（心臓に栄養を与えるためグルコース、インシュリン、カリウムなどが含まれる）を注入する。

バイパスをつなぐ手前で血流を鉗子《かんし》などで遮断《しゃだん》する。冠動脈の血管につなぐ血管の口径と等しい穴を開ける。針と糸で縫《ぬ》い終えたら、遮断を開放して、漏《も》れがないか確認し、漏れている場合はさらに縫う。

これを三か所繰り返す。

心臓を再び動かす。静脈側、動脈側と、人工心肺をはずす。切断した骨をワイヤーでかがる。その後、皮膚の内側を縫い、表皮も縫う。

手術に要する時間は四～六時間。成功率は九七～九八パーセントである。（葉山ハートセンターパンフレット）

手術後、集中治療室に移され、二四時間体制で監視治療を施す。

授業 5

心臓バイパス手術実況見学

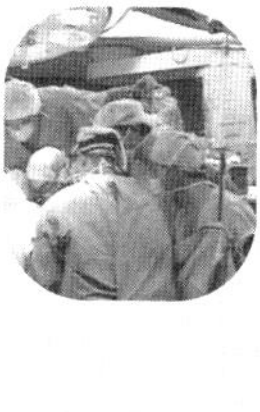

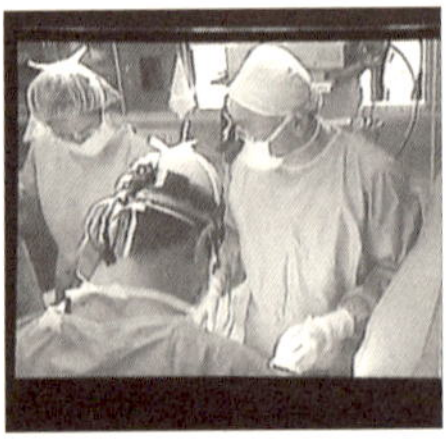
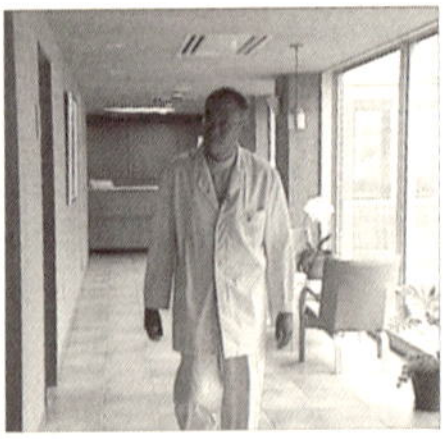
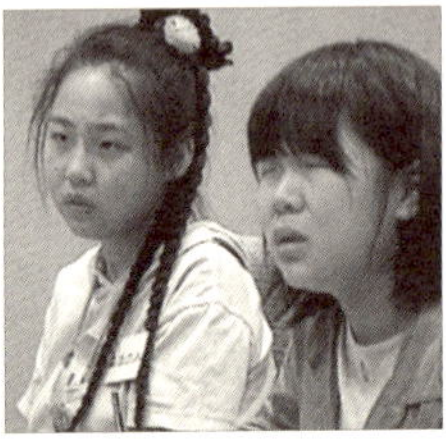
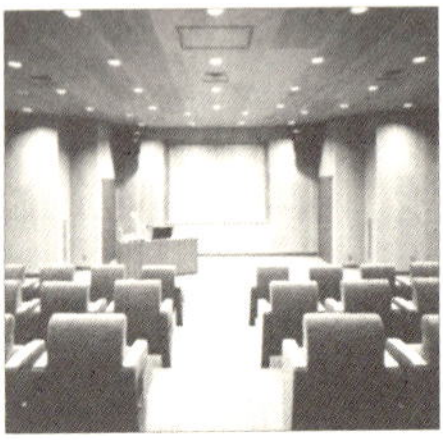

いよいよ手術の日。病院の特別ホールでは手術の模様が映像で映し出されるようになっていて、本物の手術の実況映像を、子どもたちは見学した。

須磨さんは、自分が開発した手術のノウハウを広く伝えるために、このような公開手術を世界各地で行っている。

また、専門家の見学だけではなく、特に小学生たちに手術を公開することが、須磨さんとこの病院の試みの一つである。

子どもたちは、どんな気持ちでこの手術を見つめ、何を感じただろうか。

心臓が生き返った

手術直前

今日は、平川さんの手術の日。子どもたちは、朝八時に病院に集まった。

須磨　おはよう。ゆっくり休めましたか？　やっぱり手術の日は緊張《きんちょう》するね。みんなでうまくいくように祈ってあげてください。ぼくもがんばってやるからね。そんなにぼくを見つめないでいいから。リラックスしましょう。

子どもたち　がんばってください。

須磨　何よりも、手術がうまくいかないとだめだからね。

八時半、平川さんが手術室に入る。奥さんと息子さんが、ストレッチャーにのせられた平川さんにつきそっている。子どもたちも廊下《ろうか》まで見送った。子どもたちは口々に「がんばってください」と、ストレッチャーの平川さんに声をかけた。

家族の見送りも手術室の扉《とびら》の前まで。平川さんは、看護婦さんにストレッチャーを押されて手術室に入っていった。

須磨（平川さんに）みんな応援してくれているからね。がんばってやろうね。

（須磨さん、手術状況をモニターで見ながら待機するため個室に入る）

須磨　たぶん一〇時半ぐらいになる。今日は三〇分、手術室に入るのが遅れてるから。（時間を考えて）手術が終わるのは、一一時を過ぎるかもしれないね。

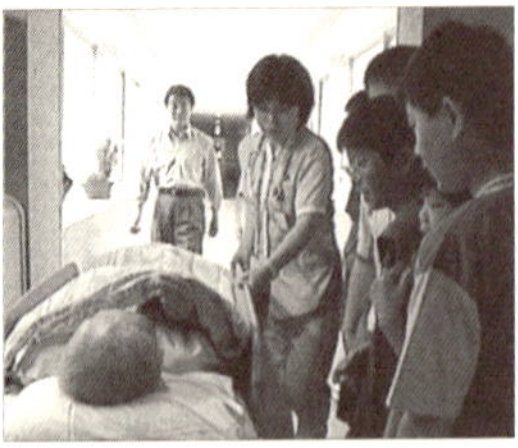
がんばってください

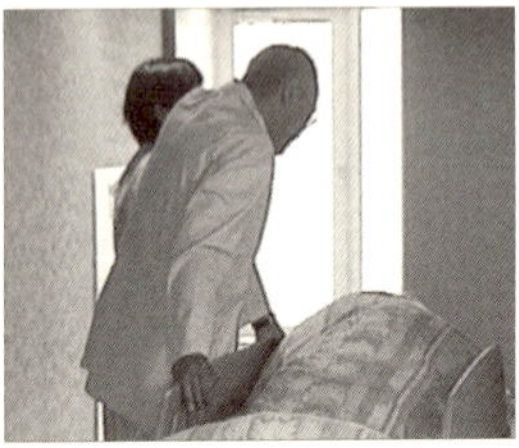
がんばってやろうね

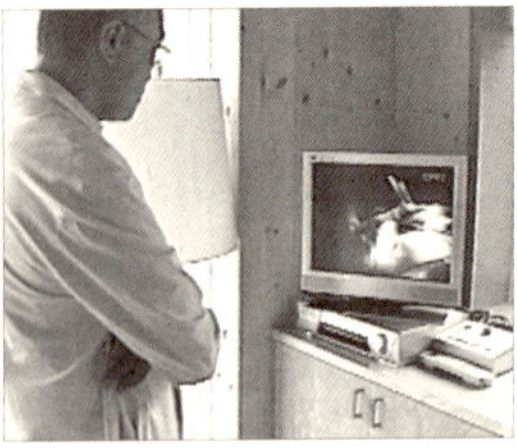
待機

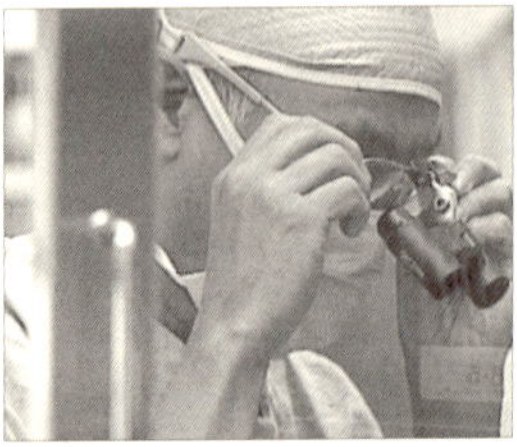
準備完了

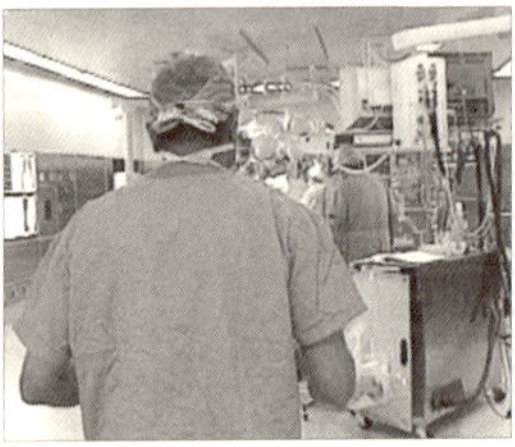
手術開始

手術映像開始

須磨さんは、自分が開発した手術のノウハウを広く伝えるために、世界各地で公開手術を行ってきた。病院のホールには、手術室の模様が映像で映し出せるようになっている。ここで子どもたちは手術を見学するために待機している。磯村《いそむら》院長が、映像を見ながら解説してくれる。

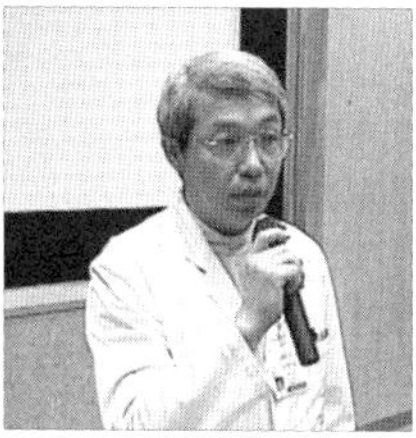

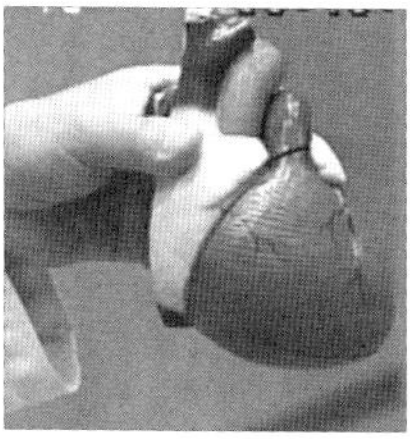

磯村　みなさん、おはようございます。ぼくは五月から須磨先生に代わって、院長をしている磯村といいます。小学校でいうと、校長先生みたいなものです。

須磨先生がこうべ小学校で、みなさんに心臓手術のことはお話になったと思いますし、昨日今日と患者の平川さんにみなさんは会いました。患者さんは緊張していたと思いますが、みなさんがすごく明るいので、ずいぶんリラックスできたというようなことを言われて、手術室に向かいました。

今、このホールの画面に手術の現場から、須磨先生がしている手術を映し出しますけど、もう一度簡単にお話をします。

（模型を持ちながら）これが心臓の模型です。赤い小枝のようなものが、心臓を養っている冠動脈《かんどうみゃく》です。非常に細い血管で、太さがだいたい二ミリぐらいです。鉛筆《えんぴつ》の芯《しん》よりちょっと太いぐらいです。今日はこの細い血管にバイパスをする手術になります。

ここに三本の血管がありますけど、この患者さんは三本ともかなり傷《いた》んでいますので、三か所にバイパスします。

バイパスに使う血管は、自分の体のほかの部分から持ってきます。一つは内胸動脈《ないきょうどうみゃく》、二つ目は胃大網動脈《いだいもうどうみゃく》、それからもう一つが、足の大伏在静脈《だいふくざいじょうみゃく》を持ってきます。（一二七ページ参照）

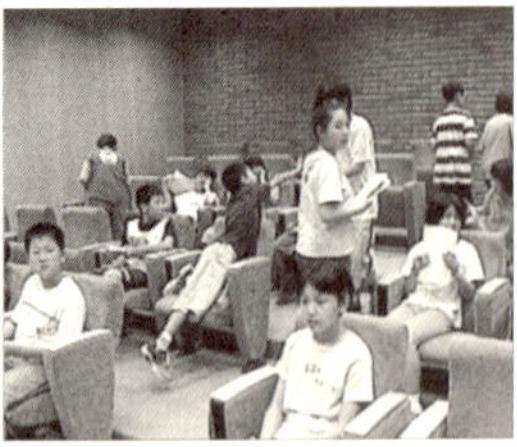

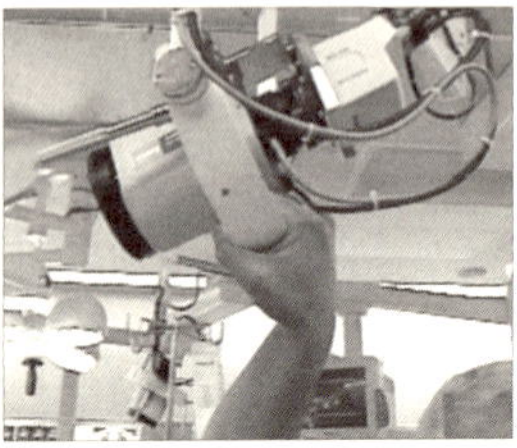

手術室のカメラ

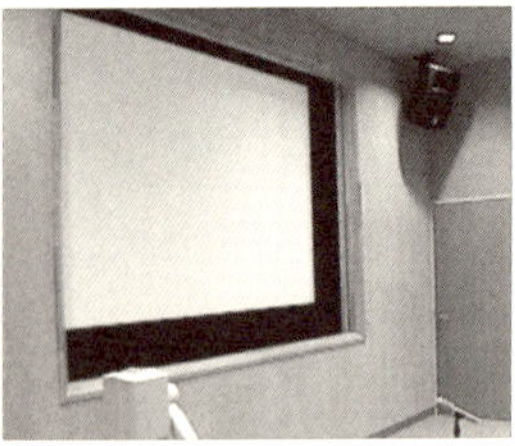

ここに映し出される

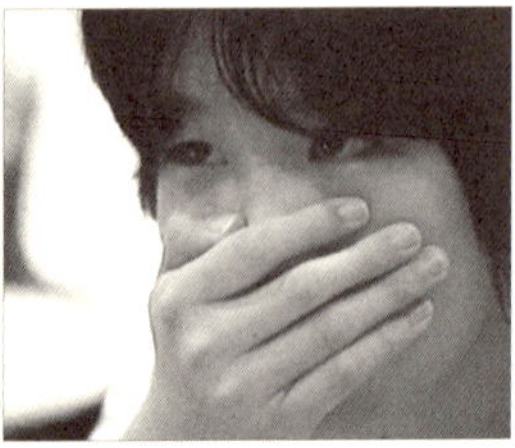

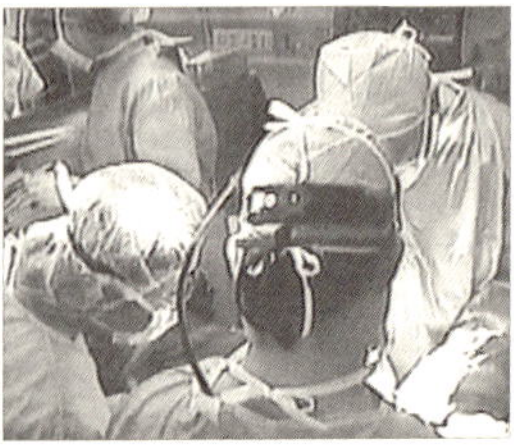

バイパス手術のときは、心臓を止めます。心臓を止めると、人間はふつうは死んでしまいますが、心臓を止めている間、人工心肺《じんこうしんぱい》という機械を患者さんに取りつけます。

もし途中で質問がある人は、須磨先生ともこのホールから直接お話できますし、ぼくが須磨先生に質問しますので、手をあげてどしどしきいてください。

それでは、今から須磨先生が手術を始めますので、手術室の映像をこのスクリーンに映し出します。


手術室の映像が映し出された。映像を見ながら、磯村先生が子どもたちに説明を始める。子どもたちは、真剣な表情で画面を見つめている。何人かの女子は、口に手を当て映像を見ている。

人工心肺をつける

磯村　（画面を指して）心臓が動いてるのがわかりますか？　画面の上が足のほう、下が頭のほうです。これが大動脈です(1)。どくどくしています。黄色い脂肪《しぼう》が周りについているのが心臓ですね。今、細い糸(2)がかかってますけど、これは人工心肺をつけるための装置です。

（画面の須磨さんに向かって）須磨先生、ホールですけど、聞こえますか？

須磨　はい、聞こえますよ。みんな見ていますか？

磯村　はい、みんなはあまり怖《こわ》がらずに見ています。

須磨　今、人工心肺を取りつけるための準備をしているところです。

磯村　人工心肺の機械をちょっと映してもらえますか？

（子どもたちに向かって）人工心肺の機械(3)は、大きなものです。心臓は拳《こぶし》ぐらいの小ささですけど、それを機械で動かそうとするとすごく大きな機械が必要になります。

心臓のポンプの役目と肺の役目をこの機械がします。これだけを見ると、小さな宇宙基地の

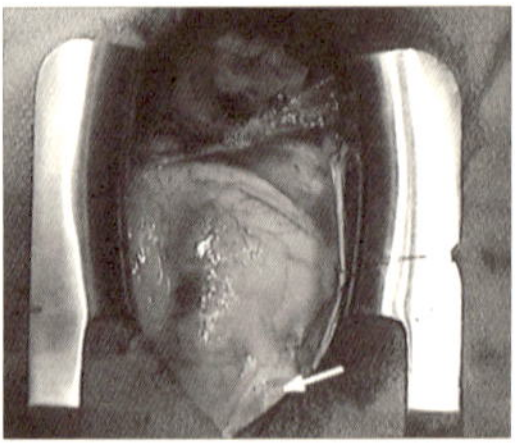
(1)

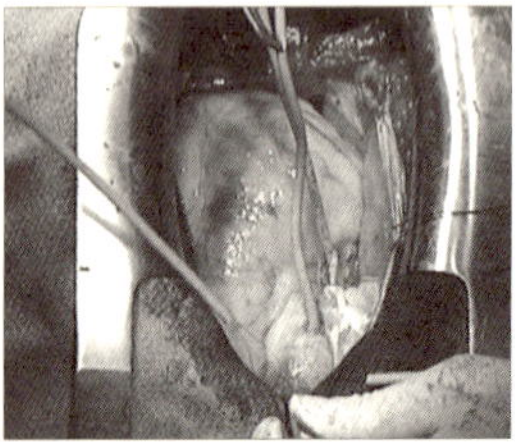
(2)

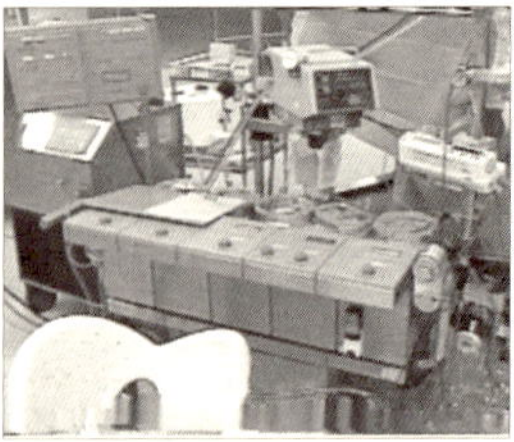
(3)

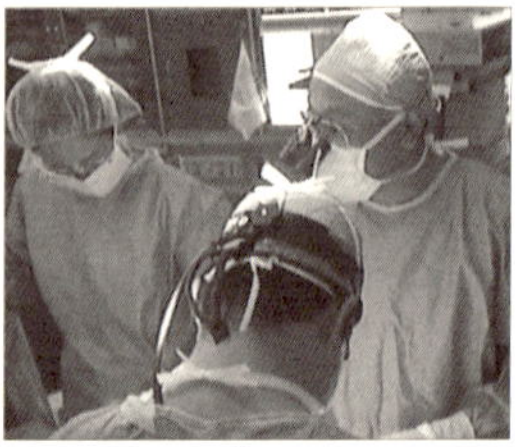
みんな見ていますか？

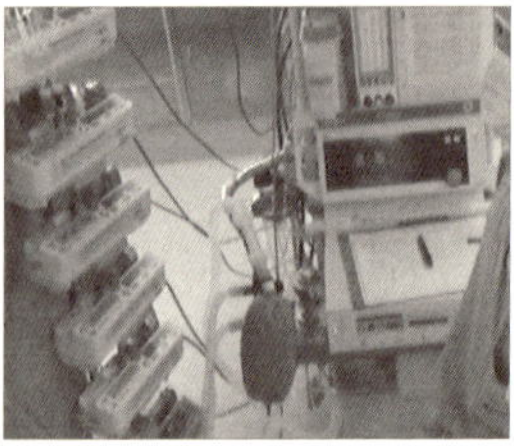
(4)

ような印象を受けるかもしれません。
（手術室に向かって）中村さん、麻酔科《ますいか》のレスピレーターとか、点滴《てんてき》も見せていただけますか？
これが麻酔器(4)。ここにずらーっと薬が並んでますけど、心臓の動きを調整する薬です。

須磨　今から、人工心肺用の管を入れますけれども、これは麻酔がかかってるから大丈夫です。

磯村　でも、上手にやらないと、血が噴《ふ》き出します。すごい勢いで血が出てきます。

画面を見ていた女子の何人かが手で顔を覆《おお》う。男子も手で口を覆う。子どもたちは、怖がるような表情を見せ始める。

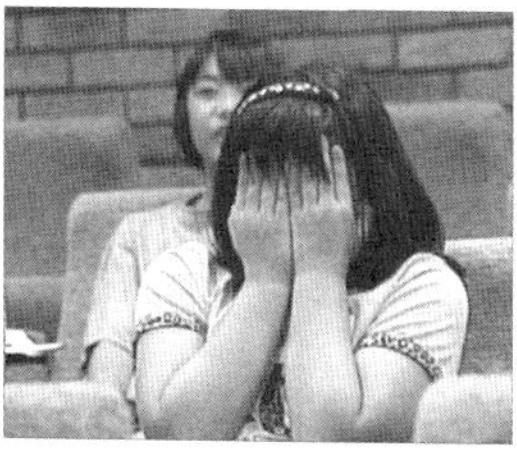

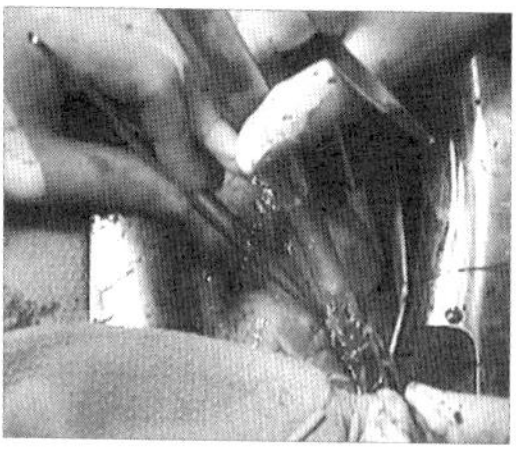
(5)

磯村　今、管が入りましたね(5)。何か質問はありますか？

男子（画面を指さしながら）両脇の銀色のものは何ですか？

磯村　胸には骨がありますよね。「開胸器《かいきょうき》」といって、胸を開く機械です。この機械を外しますと、骨が閉じてきます。

男子　今何か、赤い液を入れたのは何ですか？(6)

磯村　人工心肺から体に血液を送る管があります。さっき、須磨先生がここにメスを入れました。このチューブの中に空気が入ってしまうと、人工心肺が回り出したときに、血管に空気を送ってしまうので、チューブから空気を抜くために血液を入れて、その空気を追い出したんです。

（男子の一人がものすごく痛そうなリアクションをとる。ほかの子どもたちも気持ち悪そうな表情を見せるが、みんな真剣に画面を見つめている）

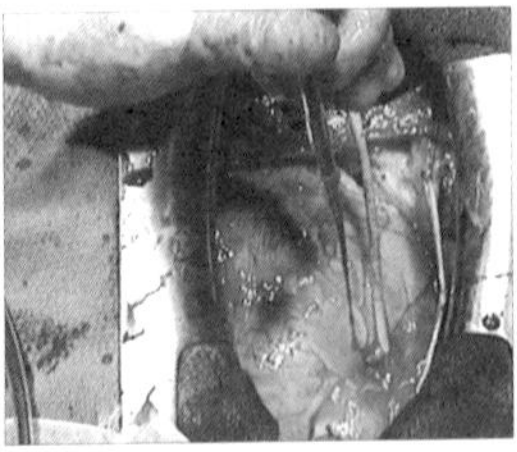
(6)

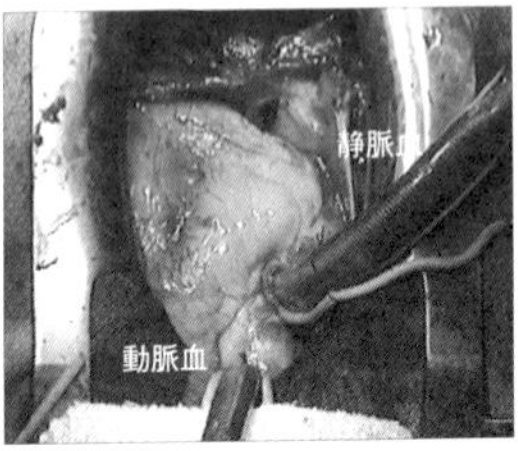

(7)

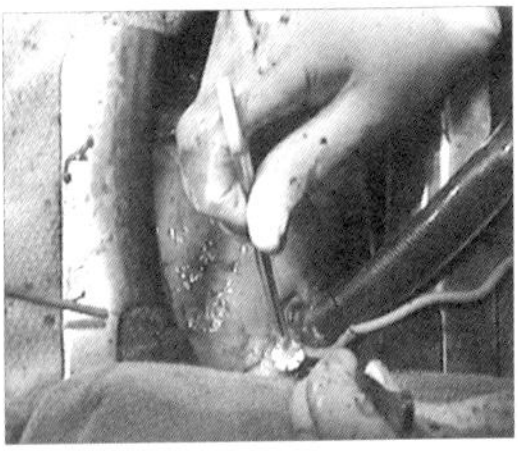
(8)

磯村　ちょうどここですね(7)。色がわかりますか？　黒いですよね。これが、右房《うぼう》から来た静脈血です。動脈の血液は、赤いのですが、この静脈は黒いのがわかると思います。

須磨　これで人工心肺が使える

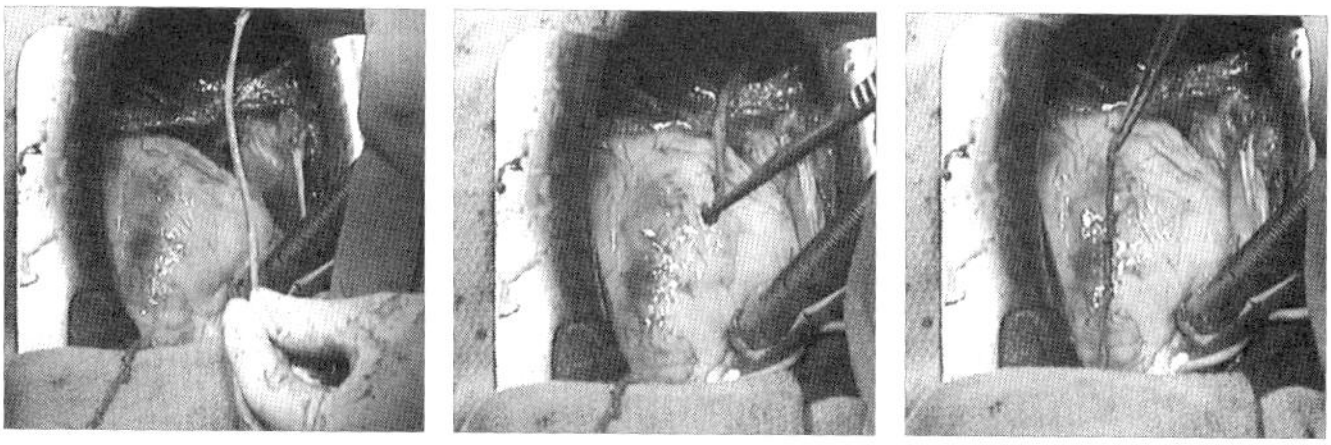

大伏在静脈　胃大網動脈　内胸動脈
バイパスのために取った血管

ようになりました。

磯村　今ここに針を入れているのは、心臓を止める薬を流し込むための管の穴です(8)。

男子　心臓を止める薬って聞きましたけど、それは心臓の動きを止めるんですか？

磯村　そうです。動きを止めます。

男子　それは麻酔《ますい》ですか？

磯村　麻酔じゃなくて、カリウムという薬で止めます。

心臓を止める

磯村　これはバイパスのために取った胃の血管。足から取ってきた静脈、それと胸の裏側にある内胸動脈。(上図)

須磨　これらを使って三か所バイパスします。

磯村　この手術は、何人くらいで手術しているかわかりますか？　手術のスタッフの内訳《うちわけ》を言いますと……。(話の途中で)

須磨　今、見えてる？　見えていますか？

磯村　はい、よく見えてますよ。

須磨　今、バイパスする血管を切りますから、血がよく流れるのがわかると思います(9)。はい。これをつなぐと、ここから血液が心臓に行くからね。

磯村　全部の血液は人工心肺に回収されますから、あとでまた本人に戻します。

須磨　今から人工心肺を回します。

　さっきの話の続きですけど、外科の先生が三人。麻酔科の先生が一人。手術のときに針とか糸を渡す看護婦さんが一人。それから手術医の周りにいて、「糸をください」と言われたら、それを渡す別の看護婦さんがもう一人。それから人工心肺の機械を回す特殊な技術を持ったテクニシャンが二人。だいたいそれが一チームの構成になります。

　だから、特に心臓手術の場合は、外科の先生だけではなくて、

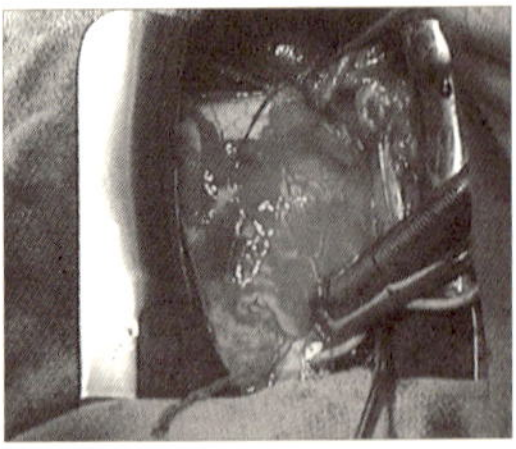
(9)

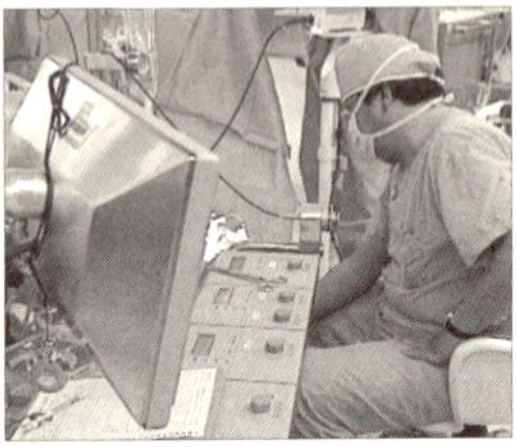

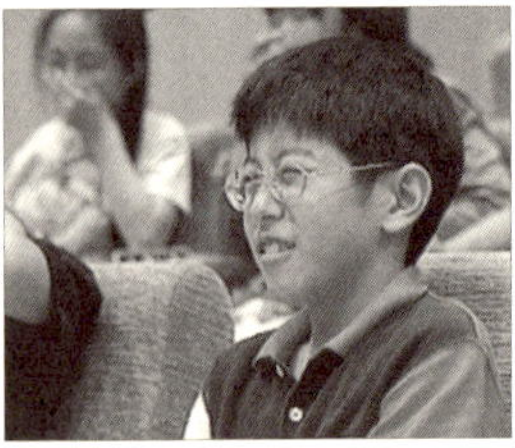

麻酔科の先生、看護婦さん、それから特殊な技術を持った「ME《エムイー》」さんとよんでますけど、機械に非常に詳しい人が一体になったチームの医療になります。

（女子の一人が気持ち悪くなり、ボランティアの人に連れられ、部屋から出る）

磯村　今、いろいろ準備をしているのは、できるだけ心臓を止める時間を短くすれば、それだけ心臓が早く元気になりますので、前準備をしっかりしています。今、心臓が小さくなったのがわかりますか？

子どもたち　うわっ。

磯村　脈がちょっと乱れてきましたね。

心臓の裏側の血管にバイパスするには心臓をひっくり返さなくちゃいけないので、ネットを心臓の下に入れて、これでひっくり返す準備をします⑽。（子どもたち、ノートにメモをとる）

須磨　今から心臓を止める薬を流します。はい、遮断《しゃだん》。

磯村　大動脈を遮断したので、血が心臓にいかなくなります。そうすると動きがだんだんゆっくりになってきます。もうほとんど止まりました。

さっき言いましたように、ここから高い濃度《のうど》のカリウムを心臓の中に

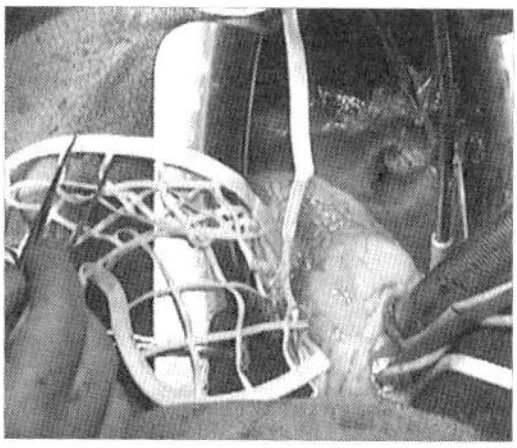
⑽

入れますと、こういうふうに止まります(11)。

子どもたち　うわっ。

磯村　心臓に筋のようなものが見えると思いますけど、それが冠動脈です(12)。周りに、脂肪があります。

子どもたち　すげー。

磯村　冠動脈の根元から血が流れていくんですけど、この患者さんはその根元が狭くなって詰まって血がうまく流れないようになっています。それでこの血管の根元の先にバイパスをします。

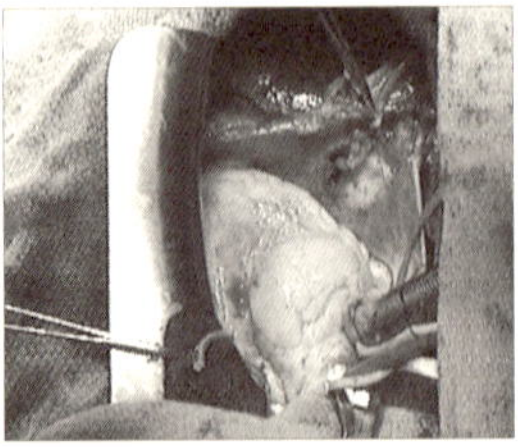

止まった心臓(11)

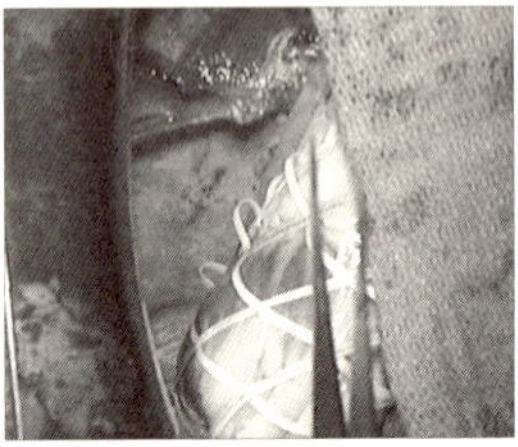

(12)

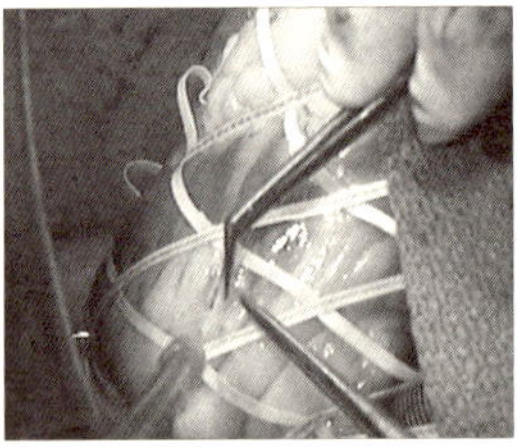

血管が見えて(13)

ここに血管が見えてきましたね(13)。黄色っぽいのは脂肪です。

須磨　これが裏側の血管です(14)。切った穴が見えますか？

磯村　今、血が少し出ましたが、心臓にいく血をストップさせて

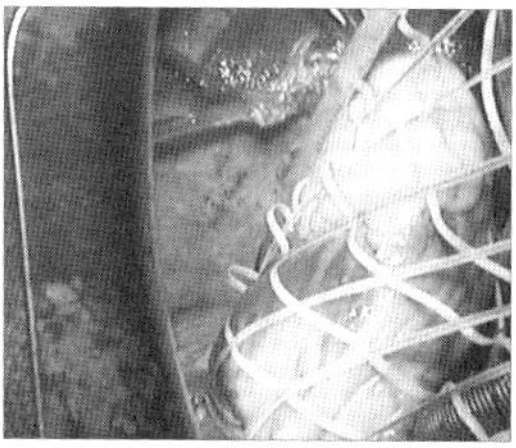

心臓の裏側⑭

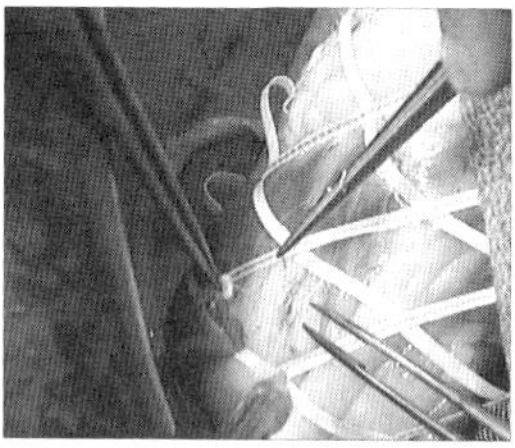

縫い始める

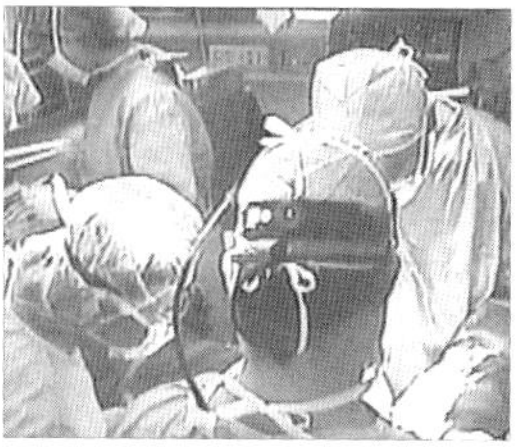

いるので、少したまった血液が出るだけです。

（須磨先生、足の静脈の血管を縫い始める）

磯村　須磨先生が縫っている細い糸が見えますか？　その糸と同じものを今からみなさんに回しますから見てください。（子どもたちに糸を見せて回る）はい、見えますか？　この糸。

男子　これは針？　こんなに長いの？

男子　めっちゃ細い。

磯村　こういう細い糸を使うことによって、細い血管も縫えるようになりました。

男子　何ミリあるの？

磯村　（笑い）〇・〇〇〇……。髪の毛よりもすごく細いと思うけど。それから、これが持針器《じしんき》という小さな針を持つ道具です。

男子　初めて見て、やっぱりびっくりするぐらい思っていたのと違う。やっぱり速い。先生がやるのは速いし、細いし……、血管が、すごい。

磯村　バイパスの手術というのは、心臓を止めてますよね。さっきも言いましたが、心臓ができるだけ早く回復するためには、できるだけ早く手術を終える必要があります。一本のバイパスを縫うのに一〇分ぐらいかかります。だから三か所バイパスをするのには三〇分ぐらい心臓を止めておく必要があります。

みなさんは、「心臓移植《しんぞういしょく》」というのを知っていると思います。例えば、東京で脳死《のうし》した人の心臓を取って大阪で移植をする場合にジェット輸送しますけど、だいたい四時間ぐらいは心臓は止まっていても大丈夫と言われています。この手術では、一時間も止めることはほとんどありませんから、ほとんどの人は元気に退院できます。

今、縫い終わりました⒂。今から血を流してみて、さっきの細い糸で縫ったところに漏《も》れがないかどうかを確かめます。少しでも漏れがあれば、そこをもう一度細い糸で修復《しゅうふく》しておきます。特に心臓の裏の部分は、心臓をひっくり返さなくてはならないので、今でなくては不可能です。だから、慎重に確かめます⒃。

須磨　一本目が終わりました。二本目いきますね。

男子　さっき、水をかけているのがちらっと見えたんですけど、あれは何ですか？⒄

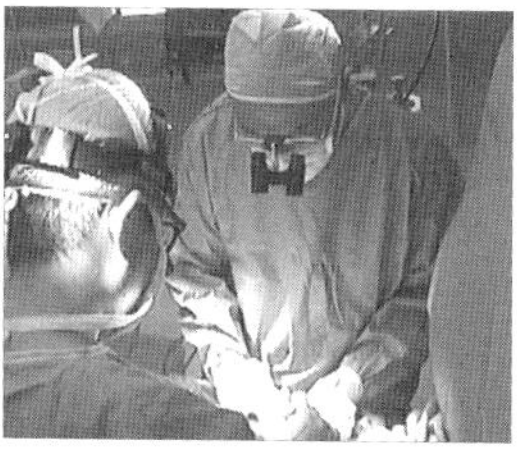

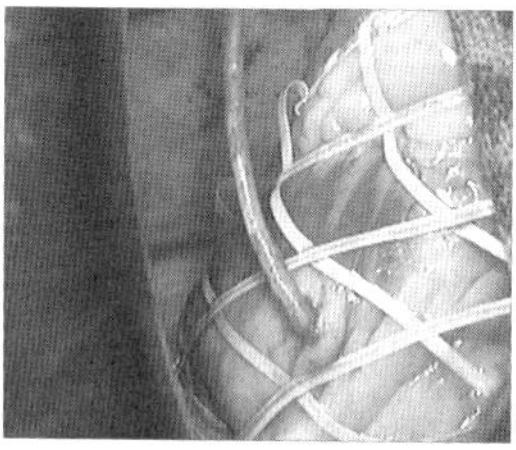

縫い終わり(15)

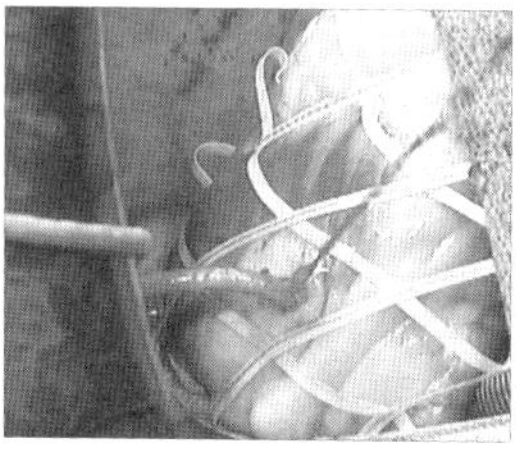

確かめる(16)

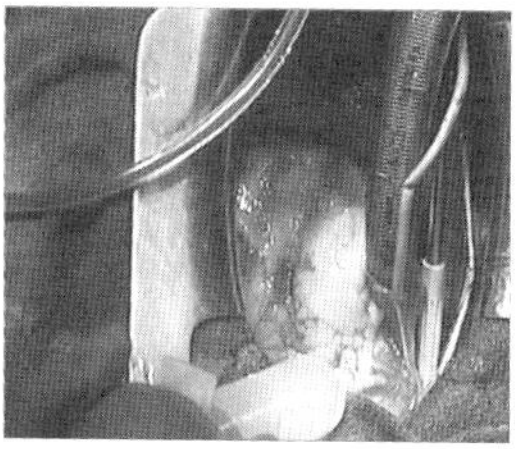

水をかけているのは?(17)

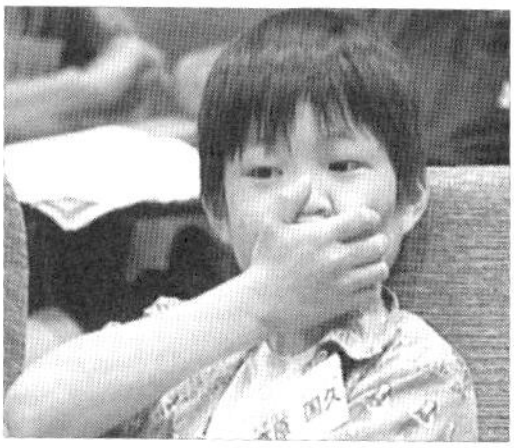

磯村　あ、水ね。あれは、さっき見てもらった細い糸をだいたい一〇回ぐらい結びますけど、その間に手に引っかかってしまうと、細い糸ですから切れてしまいます。滑《なめ》らかに結べるように水をかけます。

男子　体の中にあんな水みたいなのが入っても大丈夫なのですか?

磯村　あの水は「生理食塩水《せいりしょくえんすい》」といって、体の中の成分と同じ水です。その水ももちろん、血液もそうですけど、全部人工心肺の中にいったん帰ります。それから患者さんにまた戻ります。

　病気になってものが食べられないときに、みなさんも点滴をしますよね。そういうときに体に入るものといっしょです。もちろんすごくきれいな水です。

磯村　前下行枝《ぜんかこうし》⑱は、いちばん縫いやすい位置にある血管です。でもいちばん大事な血管です。今、血管を切り開いたのはダイヤモンドメス⑲といって、刃先がダイヤモンドでできています。ふつうのメスで切ると血管が傷つきますので、すごくシャープに切れるメスで切ります。（手術室に向かって）中村さん、もう少しカメラを引いて、内胸動脈をいっしょに見せていただけますか？（子どもたちに向かって）血が漏れてくると手術がやりにくいので、炭酸ガスブロワーで吹きつけています⑳。縫いやすくするためですね。

男子　あの太くて紫色のものは何ですか？㉑

磯村　今、心臓を少し持ち上げているので、心臓の筋肉の色が折りたたまれた状態ではこう見

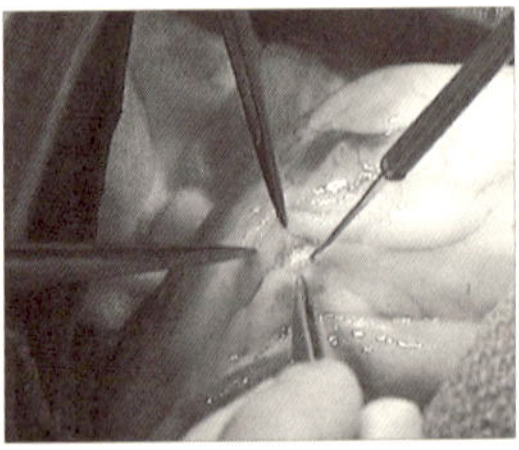

前下行枝⑱

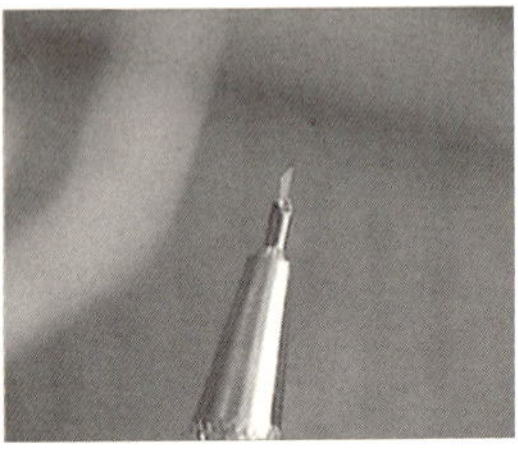

ダイヤモンドメス⑲

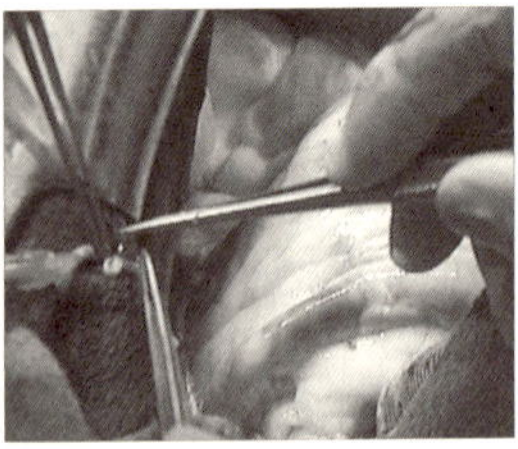

内胸動脈を縫う

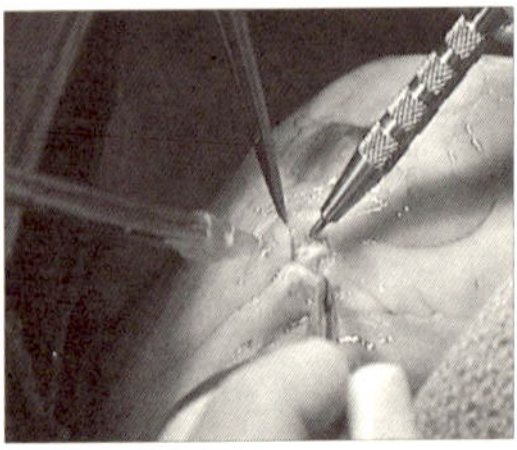

炭酸ガスブロワー⑳

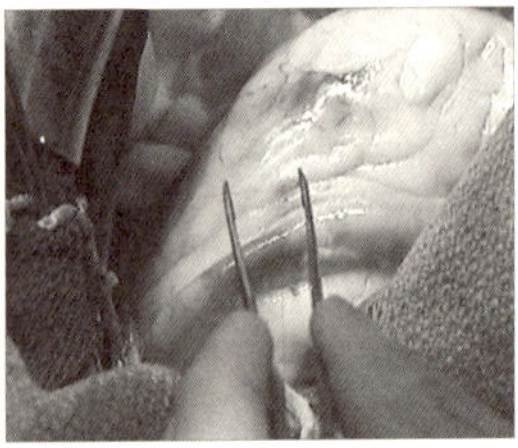

太くて紫色㉑

えるのね。黄色いのが脂肪で、紫色に見えるのは、筋肉が脂肪に覆われていないところです。

病院と手術設備のこと

磯村　手術室は、菌《きん》がほとんど天井《てんじょう》から降りてこないような設計になっています。いわゆる無菌室に近い状態です。手術が終わったあとは、患者さんはそのままＩＣＵという集中治療室に行って治療を受けます。そこに一日か二日、元気になるまで、心臓の状態が落ち着くまでいて、それからみなさんが面会した病室に戻ります。どこも非常に清潔《せいけつ》な場所です。

昨年の五月に、ぼくが須磨先生とのパートナーシップで、この病院を始めようとしたときに立てた目標の一つは「クリーン」でした。どこも清潔にする。病院を見てもらえばわかると思いますけど、できるだけきれいにしています。ボランティアの方にも来てもらっています。いっぱいお花を植えてくださったり、クリーンにするためにいろんなことをしてもらっています。

それから二つ目は「クリアー」ということ。とにかく、手術をする場所がきれいに見えないと、こういうふうな細かい手術はできません。それはみなさんが勉強するときでも同じだと思いますが、頭がクリアーになっていないと、うまく頭の中に入ってきません。

もう一つは「クレバー」。日本語では「賢《かしこ》い」と訳します。「賢い」というのは、外科医というのは手術をするという技術もありますけど、常に考えながら手術をしないと手術はうまくいかないということです。

　その三つの言葉の頭文字で「三つのC」と、須磨先生は言っています。それを目標にぼくたちはこの病院をずっとやってきました。

（画面を見ながら）これは赤外線カメラです。今からバイパスした血管が黒く映れば、血液がうまく流れていることがわかります。

須磨　（子どもたちに）黒くなってきたでしょう。このバイパスを通って血液が流れていってるのがわかるね(22)。見えますか？

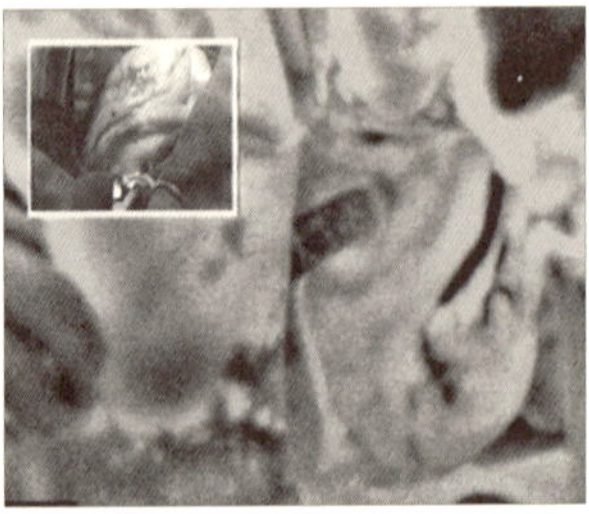
(22)

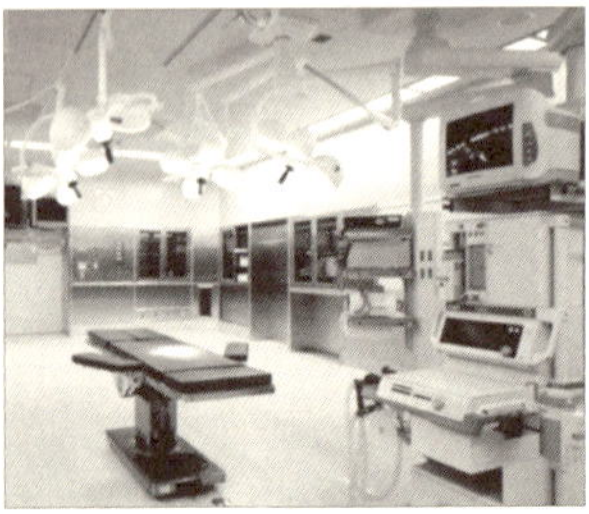
(23)

　これは赤外線カメラを使った最新型の機械です。手術をやったとたんに、ちゃんとつながっているかどうかがわかります。

磯村　血液がここまでずっーと流れていって、横の枝にも流れている。この機械は、今は日本に二台だけあります(23)。

須磨　これで二本目が終わって、三本目をやります。

特殊な糸を使って血管を非常にうまく見えるようにしています。この糸を引っ張って、血管を縫う位置に持ってくるようにしています。

女子　心臓は今、完全に止まってるわけじゃないんですか？

磯村　完全に止まってます。動いてるように見えますか？　人工心肺の吸引管に帰ってくる静脈の血液が入ってきて、その吸引が強いと、心臓の壁がそれに吸いつくわけです。だからちょっと動いてるように見えますけど、心臓は完全に止まっています。

心臓に差してあるチューブが赤く見えると思いますけど、患者さんの血液の一部がここに帰ってきています。これは人工心肺につながっています。

（手術室に）心電図《しんでんず》は出ますか？　これが心電図です⑵④。今、ゼロになっていますよね。心臓が止まっているからです。

六三という数字は、人工心肺から送られている血圧です。

ふつうの人の血圧には、上と下の血圧があります。一二〇と八〇とか。これは人工心肺ですから、定常流といって上と下が同じフラットな血圧なんです。

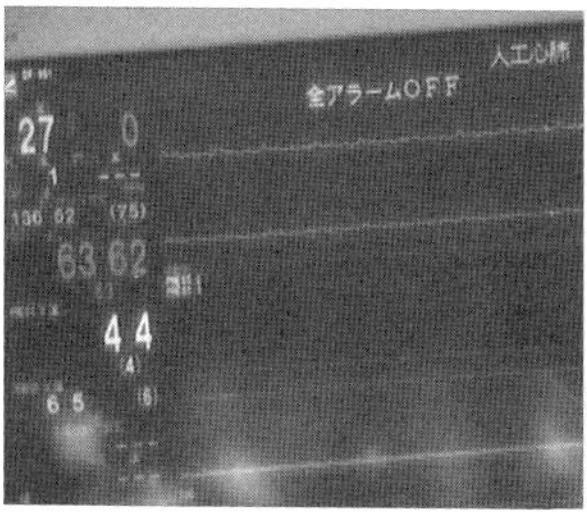

心電図(24)

男子　底の方に血がたまっていますけど、あれはどうするんですか？

磯村　人工心肺にまた返します。あの血を吸い出すために特殊な「サッカー」という器具があります(25)。それで人工心肺に返したあとに、また本人に戻ってきます。

男子　何か心臓がまだちょっと動いているみたいだけど、大丈夫なんですか？

磯村　さっき言いましたように、動いたように見えるのは、吸引チューブの影響ですが、確かに、時間が経ってくると、止めた心臓がまた動き始めることがあります。そのときにはカリウムの入った液をもう一度流して、また心臓を止めます。だいたい、この操作を三〇分おきに繰り返します。

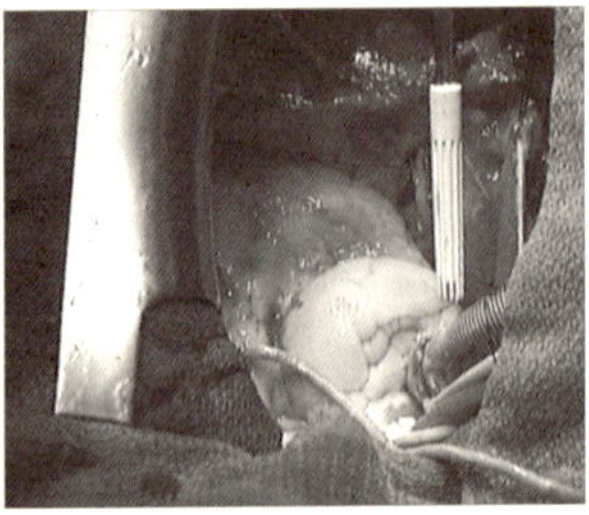

サッカー(25)

　バイパス手術は、こんなふうに三〇分とか四〇分で終わりますけど、例えば心臓を実際に切り開いたり、あるいは大きな動脈瘤《どうみゃくりゅう》があって動脈を変えたりするという手術になると、二時間〜二時間半かかったりしますから、そのときはどうしても、繰り返し心臓を保護する液を流さなくてはなりません。

男子　さっきの続きなんですけど、流れていく血が、水をかけて薄まったりしないんですか？

磯村　いい質問です。確かに、血液は水などで薄まります。詳しく言いますと、人工心肺を回すときには、最初に人工心肺のチューブに空気が入らないように、点滴に使うような液を充満させます。いっぱい詰めておきます。だいたい一二〇〇～一六〇〇ccぐらい入っています。
　それが体の中の血液と混じって薄まってしまいます。あんまり薄まると、貧血が非常に強い状態になりますので輸血が必要です。でも、あまり時間のかからない手術では、輸血をしないでその薄まった血を濃《こ》くする装置があります。人工心肺の横についている装置です。それで少し濃くして、また返すということをしています。
　心臓手術が始まってもう三〇年、四〇年ぐらいになりますけど、人工心肺という機械はどんどん改良されていって、性能はすごくアップしています。車なんかといっしょですね。みなさんが今乗ってる車と、お父さんたちが乗っていた車とではずいぶん違う性能で走ってると思います。人工心肺も同じですね。

男子　手術が終わったら、また心臓を元に戻すんですか？

磯村　ええ、そうです。

男子　そのときは、またネットを使うのですか？

磯村　ネットを外したら元に戻ります。心臓というのは、どこともくっついてないんですよね。

血管があるだけですから。

心臓の裏は、肺から帰ってくる血管がここに四本入ってきます。それが唯一、肺の周りの血管とくっついてるだけなんです。あとは、肺にいく肺動脈、あるいは全身に流れる大動脈とくっついていますから、裏側は自由に動くんです。だから心臓移植のときは血管を残して、心臓は簡単に取れます。それで、新しい心臓をポンっと入れるだけですから。

みなさんは理科で心臓を習ったと思いますけど、非常に簡単な構造ですよね。手術はけっこう大変で熟練を要しますけど、臓器は単純な臓器。だから心臓手術の基本は、須磨先生がいちばん最初に見せたように、人工心肺をつなぐことです。

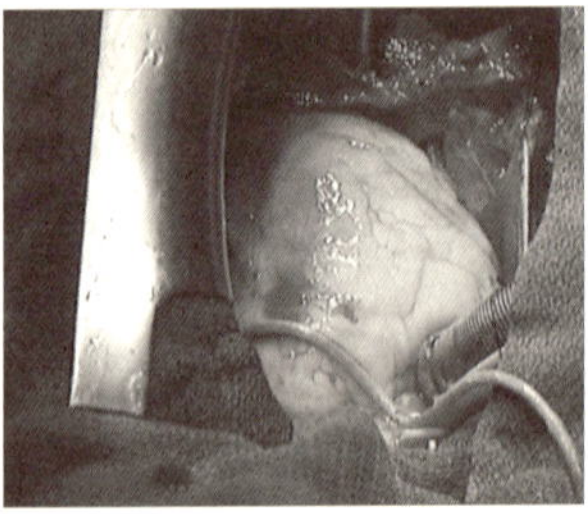

動き出す心臓(26)

心臓が動き出した

須磨（バイパスを血が通るのを確かめて）三本目が終わりました。心臓が動き出しましたね。バイパスから血液が流れているから。心臓が止まっていたのは三三分です。

磯村　先ほどお話ししましたように、だいたい一本縫うのに一〇分ですから、予定どおりこの手術はスムーズにいったということですね。

見えますか？　心臓が動き始めたのが。どうですか、みなさん？（手術室に）そのままちょっと心臓が動くところを三〇秒ぐらい見せてください(26)。

須磨　はい。力強く動き始めたと思いますけど。見えますか？

磯村　よく見えます。

　さっき話したように、三〇分とか一時間とか、移植では四時間ぐらいまでは心臓を止めても、こういうふうにちゃんと動き始めます。

　あと残っているのは、足から取った静脈の血管のもう一方を動脈につながなくてはいけません。大動脈の根元のところに、冠動脈へいく血が流れるように、この静脈をつなぎかえます。鉗子《かんし》(27)をかけておかないと、心臓が動き始めると血が噴き出します。それでこういう鉗子が必要なのです。

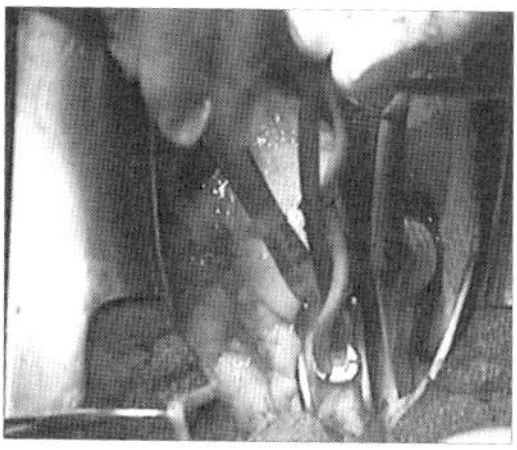
鉗子(27)

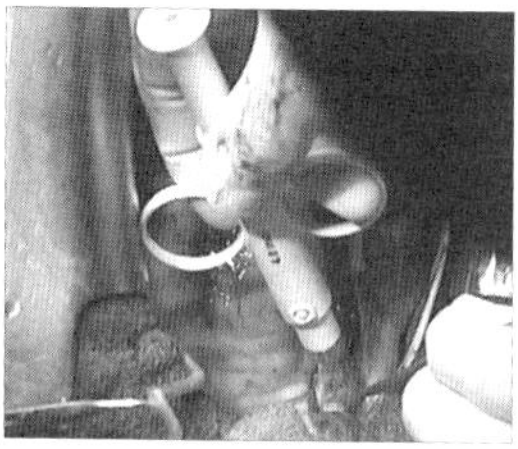
動脈の根元

　さっき、糸を見せましたが、肉眼だと細くて見えないですよね。それで、みんな拡大鏡をつけています。だいたい三・五倍の拡大鏡。四・五倍を使用する人もいますけど、須磨先生も三・五倍、ぼくも三・五倍か二・五倍です。目がすごくいい人はかけなくてもいいんですけど、だいたいこういう細い血管をつなぐときには、拡大鏡が必要ですね。

須磨　（動脈の根元に足の静脈を縫いつけ終わって）はい、これでバイパスが全部終わりました。

磯村　（手術室に）もし血圧が出始めたら、モニターも映していただけますか？

（血圧の画面を見ながら）これが心臓の押し出す血圧です(28)。これが肺の血圧です。これは心臓の中にどのくらい血液が入ってるかを見る指標になっています。

須磨　今、人工心肺を止めますからね。

磯村　今、人工心肺が止まりました。本人の心臓だけで動いています。それでは、このチューブを抜きます(29)。この管を抜くと手術は終わりです。

手術の無事終了

磯村　（手術室に）手術が終わったら、須磨先生の方にカメラを向けてもらって、須磨先生が一言言っていただければ、子どもたちから拍手が沸くと思いますのでよろしくお願いします。

須磨　これで手術が終わりました。うまくいきましたよ。（子どもたち、拍手）

磯村　（手術室に）拍手、聞こえましたか？

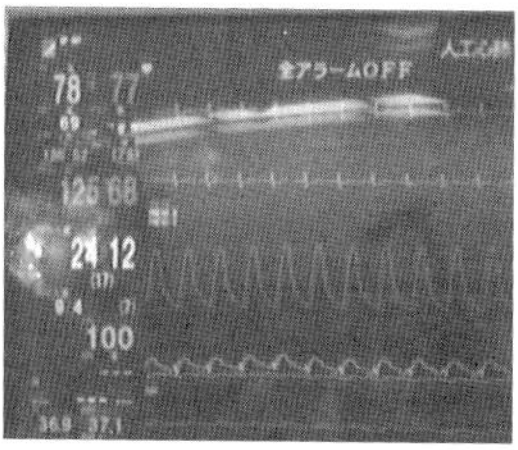

(28)

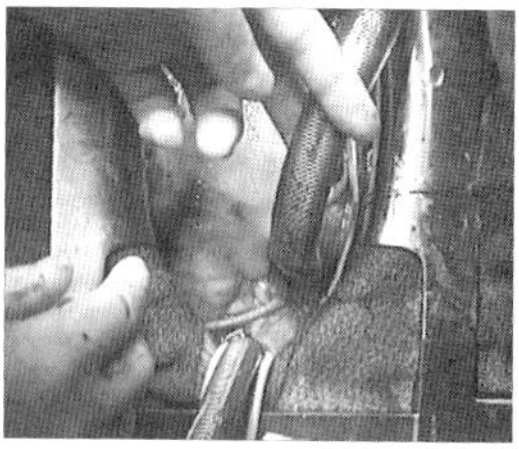
チューブを抜きます(29)

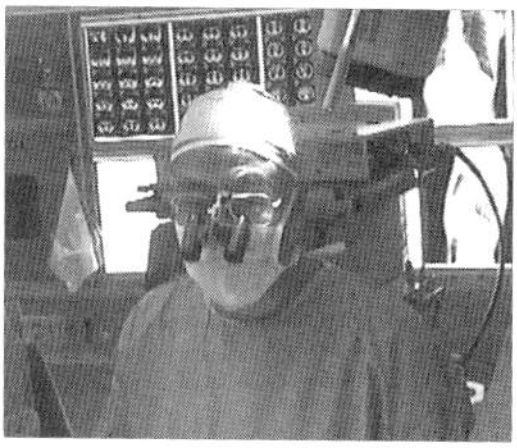
うまくいきましたよ

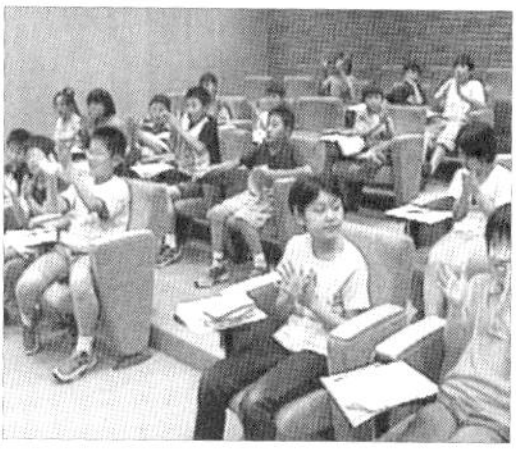

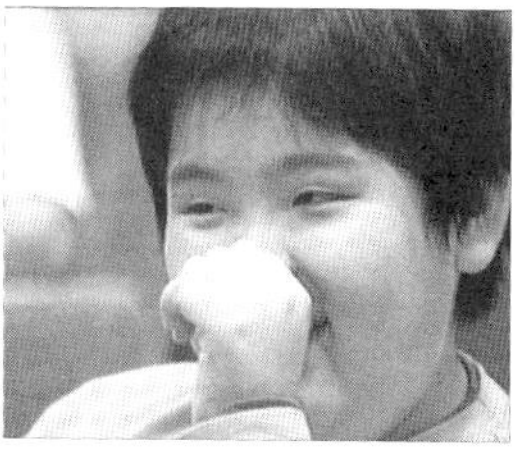

須磨　みんなが一生懸命応援してくれたからだよ。よかったね、ありがとう。

磯村　どうもありがとうございました。大きな声で「ありがとう」と言いましょうか。はい。

子どもたち　ありがとうございました。

須磨　はい、よく聞こえました。

子どもたちの感想（手術直後）

男子　すごい！　初めて見て、やっぱりびっくりした。思ってたのと違う。

男子　やっぱり速い。先生が縫うのは速いし、血管が細いし、すごい。

男子　手術を見て、バイパスの血管に糸を通すのが、すごくうまいと思った。人間の心臓って、開いたり切ったりしても、すごい丈夫だなと思った。

男子　心臓が止まったときに、人に欠かせないものを止めて、またそれを自分たちで動かせるというか、自在に操ることができるように発展してきて、人間ってすごいんだなって改めて感じました。

男子　動いた瞬間は、止める前に動いてたよりも、もっと元気よく動いたので、須磨先生はすごい人だと思いました。

男子　須磨先生みたいな先生はすごい。前よりも、心臓が元気に動き出したから、心臓の病気が治ったんだなあと思いました。

男子　最初はちょっと気持ち悪かったけど、だんだん慣れてきて、勉強になった。

女子　治ると思ってたから、ずっとがんばってほしいって心の中で思った。成功したから嬉しい。

女子　自分にも同じものがあるんだなって思ったら、気持ち悪くなくなった。

男子　最初は、血とかが噴《ふ》き出して気持ち悪かったけど、質問に磯村さんが答えてくれて、すごく勉強になった。ぼくも応援して、患者さんもがんばったから、成功してよかったと思いました。

女子　ずっと前から一度見てみたいと思っていました。

女子　わたしは、見てもいいものなのか悪いものなのかって少し思った。

女子「動きました」って聞いて、ホッとした。

授業⑥

手術が終わって

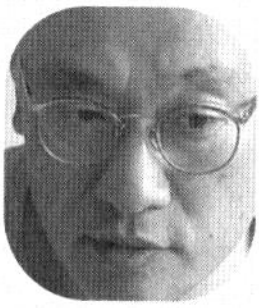

命はつながっている

須磨先生、手術室を出る

奥さん　先生、助けていただきまして、どうもありがとうございました。嬉《うれ》しかった。
須磨　うまくいきましたよ。心臓、元気に動いてますからね。
奥さん　そうですか？　いやー、ここに来てよかったです。
須磨　結局、説明どおりの手術で、胸の血管と胃の血管と足の血管とで、三か所バイパスができてつながりました。もう今、心臓は元気になっています。
奥さん　そうですか。血管はわりあいよかったですか？
須磨　うん。でも、心臓の血管は悪かった。
奥さん　(笑い) ボロボロでした？
須磨　もう、ある場所は石みたいに硬《かた》くなっていて、針がちょっと通りにくかったぐらいにひどかったですけど。バイパスに使った血管はみんなすごくいい。かなり長持ちすると思います。

奥さん　先生に命を拾ってもらいました。
須磨　今、開いた傷《きず》をていねいに縫《ぬ》っているところです。一時間ほどしたらＩＣＵにまた連絡があると思います。

須磨先生、子どもたちに迎えられる

子どもたち（拍手をしながら）おめでとうございます。
須磨　はい、どうも。気絶《きぜつ》した人はいますか？
男子　おらん。強いねん。
須磨　ほんまに気持ち悪くなかった？
男子　余裕《よゆう》。
須磨　うまくいきました。みんなの応援のおかげだ。手術を見てどうですか？
男子　かっこいい！
須磨（笑い）やっぱり手術が始まる前は、大丈夫かなあって思ったでしょう？
男子　うん。
須磨　で、うまく心臓が動き出したときはどんな感じがした？

男子　すごい、もう、何か本当に拍手したいほどすごかった。
須磨　自分のことのように嬉《うれ》しいでしょ？
男子　須磨先生がとてもすごく感じた。須磨先生はかっこいい。
須磨　かっこいい。(笑い) ああいうときは、だれでもかっこよく見えるもんなんだよね。だけど、君たちは昨日平川さんに会ったじゃない。それで、ひょっとしたら手術がうまくいかなくて助からない危険もあったから、何とか助かってくれたらいいなあと思ったでしょ。実際に手術を見て、心臓が止まって、また動き出した。これで、元気になるわけだけどね。そういうのを見てると、人ごとじゃないでしょ？　何か自分のことのような気持ちにならない？　別に助からなくても自分は死なないからかまわないって思って見ていた人は、あんまりいないと思うなあ。

再び、命を考える

須磨　一昨日の授業で、「命って何だろうな」ってみんなで考えました。でも、はっきりした答えはわからなかったよね。だけどみんなが言ったのは、自分が死にそうになったときに怖い思いをして、「自分の命って大事だ」と思ったり、あるいは家族の人が病気になって死んでしまったりしたらすごく悲しくて、やっぱり「命って大事だ」って思ったということだった。そういう身近な体験をすると、「命」というのを感じるよね。

自分の命と人の命が、同じぐらい大切だと思う瞬間《しゅんかん》がいっぱいあると思うんだよね。今日だってそうでしょ。平川さんに助かってほしいなって、みんなすごく思ったじゃない。

そういうみんなの応援を、昨日平川さんは聞いて、きっといっぱい元気をもらったと思う。心臓があんなに早く元気になったのは、何かそういうことがあったからかもしれない。

反対に、もしも平川さんの手術がうまくいってなかったら、君たちはすごく辛いよね。家族の人が死んだのと同じぐらい悲しいと思う。

「命」って、何も生き物だけのものじゃないとぼくは思うよ。例えば、彫刻家の人が一生懸命に石を彫《ほ》ります。石は生き物じゃないけど、その彫刻家が本当に思いを込めて彫刻をつくると、できあがった作品には人を感動させるものがあると思う。それが命を吹き込むということなの。

この病院だって、建物だから生きてはいないけど、こんなふうにつくればみんなが喜ぶだろうなあとか、こんなふうにして患者さんを助けてあげたいとか、いろんな病院のスタッフの人が、毎日毎日一生懸命やっていると、この病院がどんどん元気になってくるのね。

昨日この病院に君たちが入って来たとき、何となくふつうの病院とは違うなって感じたでしょ。それは、この病院が生きているからなんだ。ぼくらがこの病院に命を吹き込んでいるからなの。そうすると、本当はただの建物のはずが人に感動を与えるし、働いてる職員の人もここで働いていると元気になるわけ。それで、患者さんもこの病院に入ってくると元気になる。

今回の授業で、「命って何かな？」ってみんなで考えようと思ったのは、とても難しい問題なんだけど、いちばん大事なことで、君たちが大人になっていくときにやっぱり「命」っていうものをときどき思い出して、いつでも感じられるような気持ちを持っていてほしい。それから自分が選んだ仕事に、いつも命を吹き込めるような気持ちでいてほしいし、できるだけいろんなところからいっぱい命を見つけられるような人になってほしいと思います。

それぞれの人の命と命は別々なものではなくて、みんなつながっている。自分が人に何かをしてあげると、その人が喜んで「嬉しいよ」って言ってくれたら自分が元気になる。そういうつながりを感じられると思う。もしも自分がいやなことがあって「死んでしまいたい」と思ったときに、自分が死んだらどれだけの人が悲しむかと考えたら、「あっ、こんなことしちゃいけない、やっぱり元気でいよう」と思うでしょ。何かしてあげたことは必ず自分に返ってきます。ただ、目に見えないかたちで返ってくることが多いから、どういうつながりかはわかりにくいのだけれど、ぼくは必ずつながってると思う。

これからみんなは、いろんな職業につくと思います。お医者さんになる人も会社に勤める人も芸術家になる人もいるかもしれない。気持ちが命のほうに向いていれば、どんな仕事をしていても、違う仕事をしている人どうしでも、必ずわかりあってつながるからね。

だから自分が選んだ仕事を本当に大好きになって、そこで出会ったりかかわったりする人を何とか喜ばせてあげようと思えるようになってください。「みんなつながってる」というのがわかったときは、自分がすごく強くなれるし、自分の可能性がもっと広がっていくから。

大事なときほどゆっくりきちんと

須磨　一昨日の実習で人工血管を縫った人？　今日、あの手術を見てて、「ああ、これか」と思いましたか？　もし、ぐちゃぐちゃになったらどうしようとか、ジャージャー漏《も》れなくてよかったね。漏れるようだとだめなのね。ていねいにきちんとやらないと。だから緊張したときほど、ゆっくりやらないとだめなんだよ。何でもそうだよ。スポーツもそうだし。どんなときでも、大切なことほどゆっくりやらないといけない。
ゆっくりやると時間がかかると思うでしょ。急いでやると早くできると思うでしょ。そんなことないんだよ。大事なところは、絶対にゆっくりやったほうがいい。ゆっくりやると間違いがない。間違いがないと早く終わる。

今まで勉強してきたことや練習してきたことをそのままやればいいからね。そのためには、ふだんきちんと勉強したり、練習しないとだめだよ。それをやっておけば、自分を信じて、そのときはもう、ただそのことをゆっくりやる。集中してやる。それが大事です。

命って人間どうしだけじゃないからね。動物もそうでしょ。それから花とか植物もそうでしょう。みんなに命があるからね。命をできるだけ感じられる心になってほしい。人間だけが助かればいいというのではなくて、イヌやネコを飼っていたらわかるけど、死んでも悲しがらないで平気な顔する人もいるけど、やっぱりかわいいし、死んじゃうとすごく悲しいはずなんだよね。

これから君たちは、いろんな人やものと出会っていくけど、その人やもの全部に、同じぐらい愛情を注いで、それぞれに命を感じられて、命を自分から吹き込めるような人間になってほしい。

みんなは、絶対になれる。生まれついて、この人はなれて、この人はなれないということはない。気がついてるかいないかの違いだけだから。気がついたら、だれだってできることです。

最後の授業——手術後について

子どもたちからの質問

男子　手術が終わってからも集中治療室に一日くらい入っていると聞いたんだけど、そこでは何をするんですか？

須磨　手術をした人が必ずみんな集中治療室に入るわけではありません。それほど大がかりでない手術のときは、集中治療室には入りません。

ただ、心臓の手術の場合は必ず入ります。心臓の手術のあとは、急に何かが起こることが、ほかの手術よりも多いのです。というのは、心臓が一回止まって、また動き出している。もともと弱っていた心臓だし、手術のあとで出血するとか不整脈《ふせいみゃく》がみられるとか、血圧が上がったり下がったりするとかいろんなことが起こります。もちろん手術はきちんとやらないとだめだけど、終わったあとも何かが起こったときに、すぐにいろんなことをやらないといけない。

集中治療室はそのための特別な部屋で、看護婦さんがじーっと見ている。いろんなモニターがあって、血圧や心電図が出ている。手術室のモニターが画面に映っていたでしょう。ああいうのが一人ひとりの患者さんについていて、きちんと安定した状態でいるかどうかを、一日か二日見守っています。それで大丈夫となったら、ふつうの病室に戻ります。

女子　平川さんは、ゴルフはいつからできるんですか？

須磨　ゴルフは、たぶんこの夏ぐらいからはできると思うよ。心臓は、もう二週間もすれば、すごく元気になると思います。あとは、切った傷がちゃんとくっつかないと痛いから、ゴルフのクラブはそんなに振れないよ。

だから、痛みがとれて、切ったところもちゃんとくっついた状態になるには、まあ二、三か月後だね。暑い夏が終わったころから、平川さんはゴルフができるんじゃないかな。

男子　退院はいつごろできるんですか？

須磨　退院は、もう一〇日ほどすればできます。

男子　退院するまでは、どういうものが食べられるんですか？

須磨　心臓の手術の場合は、比較的早くからふつうのものが食べられます。胃とか腸の手術だと、切ってつなぐから、そこがきれいにつくまではあんまり食べられないんだけど。心臓の場合は、二、三日すれば、ふつうのご飯もアイスクリームもフルーツも、何でも食べられるよ。

女子　上り坂とかを登るときは、これからはもう苦しくはならないんですか？
須磨　もうならない。運動すると心臓は速くたくさん動くでしょう。そのためにはたくさんの栄養分、血液が必要です。車のエンジンだって、回転数を上げると、ガソリンがたくさんいるじゃない。ところが、体を動かして苦しかった理由は、運動をして心臓がどんどん動くのにパイプが詰まってるから、その血液が来ないわけだよ。だから心臓が栄養失調《えいようしっちょう》で苦しい、痛いの。
　でも、もうバイパスが通って、いくら動いてもその必要な分の血液がどんどん送られてくるから、そういう辛さはなくなる。
男子　お風呂《ふろ》は入れるんですか？
須磨　もちろん、入れます。
女子　手術して縫《ぬ》ったところの傷は、いつか消えるんですか？
須磨　パッと見てわからないというぐらいには消えません。「斑痕《はんこん》」っていうんですけど、切った跡《あと》が残ります。でもていねいに縫えば、そんなに目立たなくって、びっくりするような傷にはなりません。
女子　縫ったあとの傷は、形とかどういうふうに残るんですか？
須磨　そのまま縫ったとおりの真っ直ぐなところが白くなって残る。君たちはけがをしたことない？　その跡が白くなってない？
男子　（自分の膝《ひざ》を見て）なってる。
女子　退院してからも、月に何回か検査とかに来ないといけないんですか？
須磨　うん。最初のうちはやっぱり、どれくらいの運動をしても大丈夫かをみるために、二週間おきくらいに病院に来ます。葉山まで来る必要はないからね。関西の病院でいつも診《み》てもらっている先生のところに通えばいい。それからお薬も何種類か飲まないといけないから、そのお薬を取りに病院へ行ったときに、同時に診てもらいます。そういうことをやって、二、三か月経てば、もう大丈夫です。
男子　いつも持ち歩いているあの薬は、もう持ち歩かなくてもいいの？
須磨　ニトログリセリンはもう必要ない。あれは飲まなくてすむようになります。
男子　手術後のリハビリがあるけど、いつから歩けるようになるんですか？
須磨　明日からやります。ベッドから起きて、それから少しずつ歩き始めて、手術してから一週間ぐらいで、そこら辺をスタスタと歩けるようにします。それがリハビリです。
男子　お酒やビールは飲めますか？
須磨　（笑い）これは医者によって返事は違うと思うけど、まあ少しぐらいは大丈夫だよ。

男子　また心臓が悪くなることはあるんですか？

須磨　うん。動脈硬化《どうみゃくこうか》というのがこの病気の原因だから、血管が傷《いた》んでくるとね、またそういうことが起こる可能性はあります。けれどこういう手術を受けると、食事も自分できちんとするようになるし、無茶をしなくなるから、また舞い戻ってくるということは、それほど多くないけどね。

男子　手術したバイパスはまた詰まったりして、それでまたバイパスをつけるというのはありますか？

須磨　あります。さっき言ったように、血管も老化して傷んでくるから、せっかくつないだのに何年か経ったらまた詰まってしまったということはありますね。そのときに、もう二度と手術ができないかというとそうではなくて、まだ体は元気でそこだけが問題だったら、また手術はできます。実際に二度目の手術を受けに来る人もいますよ。

女子　リハビリは、毎日どれぐらいするんですか？

須磨　どんどん増やしていくの。最初は、手術の直後だから傷も痛いしね。本人も大変だけど、一生懸命起きて、この辺をウロウロするぐらい。それからだんだんと廊下を歩いたり、階段を歩いたりして、だいたい一日おきに動く量を増やしていく。

男子　胸を開く手術をするとき骨を切るけど、その骨はどうやってつなぐんですか？

須磨　ワイヤーという金属の糸がある。それでグッと縛《しば》っておく。それはもう一生そのままです。子どもの心臓の手術もあって、君たちよりももっと小さいころに心臓の手術をすることも多いのですが、そういう子どもでも同じです。

男子　えっ、そのワイヤー、次に手術するときがあったとしたら、そのワイヤーをほどいて？

須磨　そうそう。ワイヤーを切って、パッと抜けば。

男子　バイパスをして、例えば糸が外れることとかあるんですか？

須磨　ないし、あったら死んでしまうからね。それはもう、ありません。

男子　麻酔《ますい》が切れるまでは、胸とかは痛くないんですか？

須磨　痛くない。麻酔が効《き》いてる限り、ぜんぜん痛くない。切れたら痛い。（笑い）でも、みんなが言うには、思うほどは痛くないみたいよ。

男子　骨を切ったらワイヤーでつなぐと言ったけど、もし子どものときにつないで、大人になるまでそのままだったら、骨が大きくなっていって、ちぎれたりとかはしないんですか？

須磨　ワイヤーで留めておくのはその骨がくっつくのを助けるためで、一生そのワイヤーで留めておくわけじゃない。骨折したあとでもギブスをはめて二か月おくと、骨は折れたところがくっつきます。それといっしょで、切ったところをくっつけておけば、二か月ほどすると骨の細胞が出てきて、また新しい骨になる。だから二か月以上経ったら、そのワイヤーが切れても骨はくっついています。

男子　えっ、そのワイヤーを取るために、また手術しに来るんですか？

須磨　だから、ほっといたらいいの、ワイヤーは。

男子　えっ、体の中にずっと？

須磨　うん。ずっとあるけど、それで痛かったり変なことになったりすることはありません。

男子　骨はどうやって切るんですか？

須磨　ノコギリで切る。電動ノコギリで。

子どもたち　えーっ！

須磨　ノコギリといっても、（ノコギリで木を切る真似をしながら）こんなノコギリじゃないよ。もっと高性能のね、シューンって切れるやつ。

男子　それは骨を切る専用のノコギリ？

須磨　そうそう。

子どもたち　そんなんあるんや。知らんかった。

須磨　三日間、ご苦労様。ちょっと雨で海が見えなくて残念だったけど、大きくなったら、また葉山に遊びに来てください。病気にならずに来てね。（笑い）

子どもたち　はい。ありがとうございました。

須磨　はい、握手、握手。

手術から二週間後、平川さんは無事退院し、大阪へ帰った。

後日、見学させてもらった子どもたちから、たくさんの感謝の手紙が平川さんに届いた。

平川さんはそれを大切に保管している。

授業が終わって――子どもたちの感想

――授業では何がいちばん印象に残ってる？

男子　やっぱり今日の手術。心臓はドックンドックン動いている。いつでも休まずに動いているのに、手術で止まった。でも、動き始めたときは、ほんとに感動した。

女子　命の大切さがすごくわかったし、それに、自分だけの命を守るんじゃなくて、ほかの人や、ほかの小さなものの命も大事にしなくちゃいけないんだなあと思いました。

――手術はどうだった？　怖くなかった？

女子　自分もああいうことになったらああいう手術をするんだなあって考えると、別に気持ち悪くもなかった。それに、患者さんもすごく辛いんだなあって考えたら、別に気にはかからなかった。

女子　初めて病院に来たとき、ほんまにホテルみたいですごく広いと思った。でも、須磨先生の話を聞いていたら、須磨先生が救ってきた人が多かったから、こんな立派な病院になったんだと思う。

今日の手術を見て、須磨先生に助けられた人たちは嬉しいと思うし、平川さんもよかったなあと思いました。

女子　最初はあんまり命のことを考えたことはなかった。結局、命はどういうものかよくはわからなかったけど、授業を聞いていくうちにきっと大切なものだと思った。

女子　心臓はもっとピンクっぽい感じだと思って

たけど、色が思っていたのとずいぶん違った。

――実際の手術の感じはどうでしたか？

女子　最初に実習で自分たちがやったのとはぜんぜん違って、すごいなあって感じたし、大量に血とかが出てびっくりした。

女子　須磨先生の授業は、心臓のことだけではなくて、命の大切さも教えてくれた。須磨先生はてきぱきと手術をして、すごい先生だと思った。

女子　昨日、平川さんの話を聞いてよかったなと思ったし、奥さんがまたゴルフに連れて行ってあげたいと言っていたけど、夏くらいにはゴルフができるって聞いたから、よかったなって思った。

女子　最初はすごく気持ち悪くて、あんまり見たくないなって思ったけど、先生たちはよく平気でできるのですごいなあって思った。

女子　手術を見ていて気分が悪くなって、それで、途中で逃げ出すというか外に出てしまった。また戻ってきて手術を見てるうちに、平川さんは前までは赤の他人だったんだけど、なんか自分のおじいちゃんというか身内に見えてきて、がんばってほしいなあと思った。

女子　手術が終わって心臓が動き出したとき、わあ助かったと思った。もう心の中で喜びました。

――先生の最後のお話については？

女子　先生の話を聞いていると、前にペットを飼っていて、そのペットが死んだことを思い出して泣きそうになった。

女子　今回の授業は、国語とか算数とは違って、答えがいっぱいあるから、自分で考えられるから、そういうところがよかった。

――それであなたが考えた答えは何なの？

女子　答えは出ない。答えはどっかいった。
　手術を失敗したら、もう戻ってこないから、命はいちばん大事なものだと思った。

女子　わたしは、人に自分が手術してるとこなんか見られたくないし、中身をいじくりまわされるのも好きじゃないし、相手がどう思ってるかもわからない。
女子　でも、平川さんはみんなに見せてあげたいって思ったんだよ。
女子　最初は他人だったけど、話してると、身内というか友だちみたいに思えてきた。
ほんと、わたしは他人だったらほっとくタイプだから。他人がどうなろうと知らないよって感じなんだけど、今日はなんか違った。
——須磨先生の手術を、どんなことを考えながら見てたの？
男子　なんか、かわいそうっていうか。ぼくは初めて手術を見る体験だったから怖かった。
男子　最初は、怖かった。心臓が動いてるのが特に怖かった。
男子　患者さんは麻酔を打ってるから痛みとかは感じないと思うけど、ああいうのを見てて、見ちゃいけないいんじゃないかなあって感じもあった。

——心臓外科医の先生は実際に見てどうだった？
男子　すごく、人の心をわかる先生。
男子　やっぱりすごくやさしかったです。
男子　三日間、いろんな話を聞いてすごく勉強になったし、命とは何かということがわかりました。
——それは？　命とは……。
男子　命とは何よりも大切で、一人で支えるんじゃなくて、みんなで支えながら生きていくものということがわかりました。
男子　心臓の手術をする人だから、ちょっと根がきつそうだと思ったら、会ってみたらすごくやさしそうな先生だった。
手術を見たとき、最初、血とか出て気持ち悪かったけど、見ているうちに平川さんの気持ちがわかってきて、ぼくは心の中で応援していた。心臓が動き出したとき、すごく嬉しい気持ちになった。
男子　三日間だったけど、命の大切さとかがわかっていい授業だった。

授業の場

兵庫県神戸市立こうべ小学校

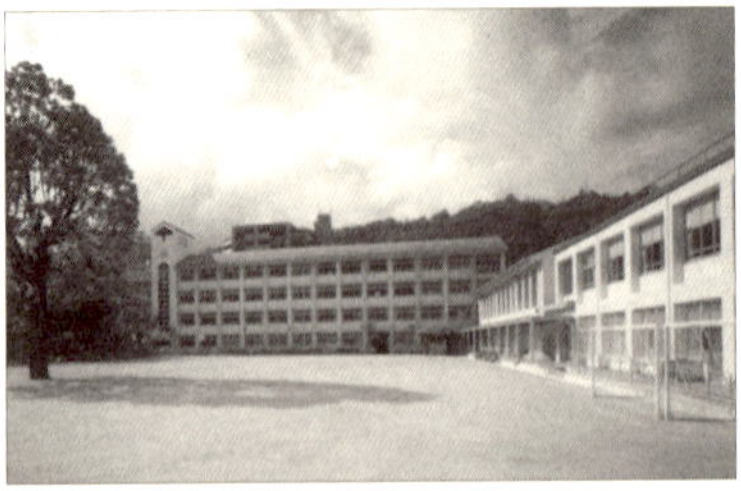

一九九六（平成八）年、神戸諏訪山小学校と北野小学校が統合して新しく開校。

校区は、神戸市の中心部にある。三宮・元町の繁華街、観光名所北野町や南京町、県庁・市役所を初めとする行政機関や、世界と結ぶ商社や銀行の本支店がある。また、ＪＲ・私鉄・地下鉄・バスなどの交通網が発達し、港都神戸の物流・情報・文化の拠点地域でもある。

本校は、長年にわたり帰国子女・外国人子女の受け入れに積極的に取り組み、現在は、文部科学省の外国人児童生徒教育推進のセンター校でもある。

児童五一〇人、教職員三九人、一七学級。（平成一三年度五月一日現在）

そのうち、来日外国人児童は、三一人。国籍は、中国、韓国、フィリピン、ペルー、アメリカ、メキシコ、スペイン、インドネシア、インド、ニュージーランドなど。

また、帰国児童は、一六人。アメリカ、イギリス、スペイン、韓国、ブラジル、タイ、オーストラリアなどであり、いろいろな文化・言葉・習慣の違った国の子どもたちが、ともに生活する場を生かした国際教育の推進に力を注いでいる。

須磨久善　ロングインタビュー

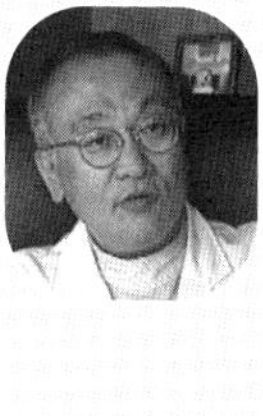

命というものを考え直す時代が来ている

――母校での授業で、後輩の子どもたちへのいちばんのメッセージは？

わたしは医者ですから、常に「命」の現場にいるわけです。ですから、子どもたちに「命」っていうのがどれほど大切で、失いかけている人がどれほど真剣にそれを取り戻すために闘っているのか、それを助けるために、病院のスタッフたちがどういうかたちでがんばっているかを、現場で本物を見てもらって、何かを感じてもらいたいと思います。

――病院の現場でいちばん見せたいことは？

心臓外科医の本物の手術現場を見せたい。心臓というのは命にとっていちばん大切な臓器で、それを切って良くするという心臓手術の本物を、みんないっしょになって手術室からの映像で見て、感じてほしい。

――実際に病院の現場に子どもたちが触れることで、先生が伝えていきたいことは？

大人にとっても子どもにとっても、命というのをもう一度考え直す時代が来ていると思うのです。ですから、ふだんあまり気がつかない命という存在を、病院の現場、心臓の手術、そしてそれを受けられる患者さんというものを通して、直に自分たちで考える時間を持ってほしいなと思っています。

――日々、患者さんと接するなかでお感じになっている命とはどういうものですか？

「命ってなんですか？」ってきかれると、なかなかはっきりとした答えがまだ見つからないんです。けれどもやっぱり、死にかかっている人を何とか元気にして、もっともっと長く生きてもらえるようにする、そのプロセスのなかで命が見え隠れするんですよね。

特に心臓を切って治すという直接的な仕事ですから。人の命というのはどれほど大切で、しかもその命は自分だけのものじゃなくて、一つの命がほかの命にすごくかかわっていくことがわかる。一つの命が元気になれば周りの命も元気になるし、一つの命が弱ってくると周りの命も弱くなる。そういうことを、毎日、目《ま》の当たりにしていますからね。

病院は「元気」のキャッチボールをしているところ

――命がつながっているということを、いちばん実感されるのはどういうときですか？

ほんとに助かりたいと思って、消えかかっている命を持って病院にこられた方たちが、こちらも一生懸命治療をして元気になってもらって、喜んで帰って行かれるときです。そのときの「ありがとう」という言葉が、ぼくらをすごく元気にしてくれるんです。その元気をもらったら、また次の人たちに向かっていける。いろんな手術に挑戦していくエネルギーをいただきます。病院はそういう「元気」のキャッチボールをしている場所ですね。

——それは先生が元気をもらうということですか？

そうです。それから、特に心臓外科というのは時間もかかるし、集中力も相当なものだから、やっぱりかなり疲れる仕事です。だから、ふつうだったら、それを毎日毎日続けていくのは、体力的にも気力的にもそんなに続くものじゃないはずなのに、それが毎日、朝になったら、「さあ、またがんばろう」ってやっていける。それは、その日治療した患者さんが元気になって嬉しいと言ってくれることによって、こっちのエネルギーを補充してくれるんだと思います。だから、いつまででも続けていけるんだと思います。

——患者さんの喜びが、お医者さんの命も強くするってことですか？

そうです。医療というのは一方通行じゃなくて、してあげたことを患者さんは喜びで返してくれるんです。それを感じ取って、また自分の気持ちが元気になって、次の手術に入っていく。その繰り返しだから、それがないと、こういう仕事は続けていけないんじゃないですかね。

――反対に先生の命が弱くなるというようなことは？

こちらがいちばんいいと思ってやった手術が、それでも患者さんを元気にすることができない場合がときどきあります。一生懸命やったけれども、良くできなかったというときは、患者さんも辛いし、家族も悲しいけれども、同じくらいぼくたちの気持ちも弱ってくるんです。だからそこからまた立ち上がっていくために、いろんな元気を患者さんからもらわないといけない。いい医療をやって、みんなを元気にしていくことは、患者さんたちのためだけではなくて、自分たちのためでもあるのです。

一生懸命生きる大人の仕事の現場を見せる

――子どもたちに手術を見せるというのは、ちょっとふつうでは考えられないようなことだと思います。先生はこの病院ですでにそういうことをやっておられますが、手術を見せることの意味はどういうことですか？

子どもたちに病院で手術を見せることの意味の一つは、それによっていいお医者さんが増えてくれたらいいということがあります。医者になるためには、なぜ自分は医者になろうと思ったのかという原点がはっきりしていることがとても大事だと思うのです。そういう原点は、できるだけ幼いころに感じているほうが純粋だし、強いと思う。そのためには、現場で本物を見て感じる、感動するというのが、いちばんわかりやすいメッセージだと思うんですよ。だから、子どもたちに見てもらいたいと思ったんですね。

子どもたちは、自分が病気になったり、人を見舞いに行く以外の目的ではなかなか病院に行けないですよね。だから、病院側から「見に来ていいよ」って、ドアを開けることによって、子どもたちにそういうチャンスを与えられたらいいと思って始めたんです。

もう一つの意味は、今、子どもたちがとんでもないことをするということで、それは親のせいじゃないかとか、いや学校が悪いんだとかいうようなことになっています。たぶんそういうこともあるとは思うけれども、しかしもっと世の中全体で、大人と子どもの間のメッセージ交換が十分できてないこともあるのではないかと思うんです。

だから、ぼくが病院や手術を見せるというのは、例えば、芸術家が自分の仕事場を見せたり、大工さんが何かをつくっているところを見せたりするのとまったく同じで、一生懸命生きてる大人たちが、その現場を子どもたちに素直に見せることです。それを見て子どもたちが、それぞれ仕事をこんなふうに感じているんだとか、ああいう仕事もいいなって思う、そういう具体的な将来の選択肢を見て何かを感じることによって、子どもたちもいろんな具体的な選択ができるようになると思うんです。

病院を見せることは、それがぼくにできることです。ぼくが医者で、病院にいるから病院を見せられる。いろんな大人たちが自分たちのできることを、自分たちの方法で見せていくということが、子どもたちへのすごくいいメッセージになるんじゃないかと思いますね。

なぜ本物の現場を子どもたちに見せたいか

――現場といってもふつうの仕事と違います。医療だし、高度な手術というリスクもあります。そういうものを見せるのはすごく勇気のあることだと思うのです。

病院に子どもたちを入れるのは、ふつうは考えないことです。考えたとしたら、そんなことはやめようよとおっしゃると思うんです。だけど、ぼくはさっき言ったように、仕事をしている大人が、その現場を子どもたちに見せたほうがいいんじゃないかと思って、それがたまたま病院だったというだけのことなんです。

それで実際にやってみると、病院というのは患者さんと医療者側、要するに、治される側と治す側しかいないわけです。そこに、まったくそれとは関係のないふつうの人がいるということは、予想以上に気持ちがほぐれるんですね。

ボランティアの方もそうだし、見学会の子どもたちもそうだけれども、医療そのものに何のかかわり合いもないんだけれども、その医療の現場に交ざってるってことが、仕事をしているわたしたちから見ても、治療を受けている患者さんから見ても、なんかホッとするということがわかった。だから、決して邪魔《じゃま》でもないし、危険でもないし、かえっていいことだなあと感じています。

――それは子どもたちの病院見学を始めてからお感じになったことですか？

そうです。もちろんやってみたらいいんじゃないかと思って始めたけれども、そのときは手探り状態でしたから、何が起こるかわからないし、患者さんがうるさいって言うかもしれないし、働いてる人間が邪魔だって言うかもしれない。子どもたちも来たけれど、こんなところはいやだって帰っちゃうかもしれない。まあ、何が起こるかわからないと思っていたんですね。もう、ずいぶんたくさんの子どもたちが来て、見に来た子たちは「よかった」って言ってくれるし、病院の中にいる患者さんも医療者側も何の抵抗もなく受け入れていますから、今のところはうまくいっていると思います。

ただ、人に見せるということは、見られても恥ずかしくないことをやらないといけないから、そのためには当然自分たちを高めていって、恥ずかしくないような手術をきちんとしなければというプレッシャーはあります。でもそれがいい意味の緊張感で、わたしだけではなく、病院のスタッフ全体が、いつだれに見られてもいい、子どもたちが見たっていいと思ってくれるような、そういう医療をやろうという、すごくポジティブないい緊張感になっていると思います。

――子どもたちではなく、ほかの公開手術も同じですか？

それには、自分たちが開発した良い方法や技術を、同じ心臓外科医たちに伝える目的があります。それを学べば、ぼくがやらなくてもあちこちで良い手術ができるわけでしょ。だから患者さんたちにとっては、良い方法が広まっていくわけです。

手術というのは、その方法が本に書いてあってもなかなかわかりにくいものです。実際にやってる現場を見せるのが、いちばんわかりやすく簡単に伝えられる方法なのです。ですから、心臓外科医どうしで、新しくて良い手術をほかの先生にも伝えていって、いろんなところでそれが広まっていくようにするためには、やっぱり公開手術をして、見ていただくというのがいちばんいい方法であるわけですよね。

そういう試みは一九九〇年代の初頭から、世界中あちこちで始まって、今も続いています。わたしはいろんな国で何回もやってきました。だから、公開手術をすることの効果とそれに伴うプレッシャー、あるいはリスクなどを知っています。

見ている前で下手な手術をやれば、もうノーエクスキューズですよね。「あいつは下手だ」で、おしまいだから。だから隠すことのできないものを全部さらけ出すわけだから、それは大変なプレッシャーだと思います。

だけど、そういったことをやってきたおかげで、子どもたちに見せることにはぜんぜん抵抗なくできたし、見た子どもたちがあとで質問したり感想を聞いたときには、「わあ、子どもたちだってほんとよく見てるなあ」っていうことも感じさせられます。子どもだからいいかげんにやっても大丈夫なんてことはぜんぜん許されないですよね。

こういうプレッシャーが、自分にとっていい意味での緊張感になって、自分をいつも高めていかないといけないという作用はしていると思います。

医療が進歩していくためには「挑戦」が必要

――今までにだれもやってこなかったような手術に、須磨先生があえて挑戦してきたのはなぜですか？

ぼくは、初めての手術というものをやる機会が多かったのです。それは、やっぱり今までの手術では助けられない患者さんもいるし、今までの手術よりももっとクオリティの高い手術というのもあるはずだし、そういうゴールっていうのはないわけですよね。ですから、もっと良い治療法をどんどん見つけていくために、やっぱり新しい方法を自分で考え出す必要もあるし、やってもほんとに良さそうだと思えば、自分で勉強してやってみるということも大事です。

ただ、挑戦と無謀《むぼう》な冒険というのはぜんぜん違いますから、初めてといってもそれまでに勉強できることは徹底的に勉強して、自分のなかで本当に完成されたイメージをつくり上げて、そのために必要な道具も全部そろえて、万全の態勢を整えてやらなければならない。そういうことを何回か繰り返すうちに、そうすることが決して無謀なことではなくなってきます。しかし、始まったとたんに一〇〇点満点ということはない。始めた以上は腰を据《す》えて、本当にそのゴールが見え隠れするまでは、何がなんでもやり続けるという覚悟も非常に大事です。

——医療が進歩していくためには、そういうことが必要だということですね。

人のやったことのないことをやるというのは、やっぱり今までは治し切れなかった人たちを何とか治せるようにしたいという気持ちがあるからです。

ですから、医療は進歩していかなきゃならない。今日助かっている人は明日も助かるけれども、今日助からない人はいつまで経っても助からないというのでは困るわけです。だから、ほかの病院では助からない人が、ここでは助かる。今日助からない人が、明日になったら助けられるかもしれない。そういう可能性や希望をいつも自分が持っていないといけないし、患者さんにも持たせられるような医療をしないといけないと思います。そのためには、自分で可能性があると思った新しい治療法の準備を整えたうえで、チャレンジしていく姿勢は医療のなかでも大切だと思います。

——手術を公開していくことと、新しいことに挑戦していくことは、須磨先生にとっては同じであるように聞こえます。

ぼくがやっているいろんなこと、新しい手術をする、それから公開手術をしたりする、あるいは新しい病院をつくってみる。そういったことは、患者さんにとってもっと効果があって、快適で、しかも確実な治療法であり、入院期間そのものを有効に過ごせるような、そういうものを模索している結果なんです。ですから、それがたまたま新しい手術であったり、新しい病院であったりするだけのことで、基本的によりベターな医療というのが、ちょっとでも早く手に入るようにやってきたつもりなんです。

――新しいことをやろうというとき、患者さんに「がんばろう」って言えるだけのものを、自分にも課したいというようなことを前にお聞きしたんですけど。

どんな病気でも、今は治療できない、効果的な治療法がないというのがあって、そういう患者さんは必ず病院にいらっしゃるわけです。それで、そういう人たちに教科書を開いて、「あなたの病気は治療法が教科書に載《の》っていて、自分ができるからあなたは治ります」とか、逆に「あなたの場合は、教科書に載ってないし、どこでも治せないから、あなたはだめですよ」と、そんなことは言えないわけですよ。

やっぱり自分の目の前に来られて出会ったということは、縁があるわけだし、何とかして元気にしてあげたいわけです。だからその人たちには、「がんばりましょう」と、「もう一日、もう一週間、辛いけどがんばって生きてみましょう」って言わなくちゃいけないと思うんです。でも、それをただ適当に言っているだけでは、自分も持たないし、相手も信用しない。そこがちゃんと伝わるためには、自分が本当にそれを目指して、日々その医療のなかで努力している事実がないと、そういう言葉が出てこないわけですよ。

――つまり、自分も新しいものに挑戦していかなければ、患者さんに対して心身向き合えないということですか？

うーん。患者さんに嘘をつかないようにするために、自分が努力しているというだけじゃなくて、自分がそういう患者さんを今は治す手がないんだけど、「今、あなたが辛いのはすごくわかるけど、でももう一日、一週間がんばって生きてみましょうよ」って言える自分でいるために、ちゃんとぼくはそういうことをやっています。要するに自問自答なんですよ、人に言うことではなくて。自分のなかでそういうことを、自信を持って言えるんだったら、患者さんにもそういうふうに言えるはずだし、そうやって出てくる言葉というのは、患者さんは信じてくれると思います。

「ブレイクスルー」はどうやって可能か

――少しでも可能性があるのなら挑戦する、というわけでもないんですね。

だから、ブレイクスルーというのはどこかでだれかがやるもんですけど、みんなで手をつないで「一、二の三」でブレイクスルーってことはないんですよ。どこかいちばんとんがったところがあって、そこがトーンと行くわけですよね。それがだれかは神様が決めることで、次はぼくで、その次はあなたですよっていうような順番ではない。それはひょっとしたら自分かもしれないっていうのは、たぶん感じるんだと思う。それを感じたときに、それを実行できる力を自分が持っているかどうかは、そのときになってがんばったって遅いんですよね。そのときが来る前に力は蓄《たくわ》えておかないといけない。そういうときが来ないかもしれないし、思ったよりたくさん来るかもしれない。

だけど、それが来たときは、思いつきでやったり、これをやったら有名になるからやるとか、そういうことじゃない。やっぱりどうしてもこの人を治したい、この病気を治療したい。だけど、今の自分の知識と技術のなかには治す手はない。そこでいつも悶々《もんもん》としてるわけですよね。もちろん自分だけが知らないんじゃなくて、今の医療界でそういう治療法はありませんということ。それに対して、じゃあ、ほかができないなら自分たちもできなくていいじゃないかといって、気持ちよくあきらめられる人間とあきらめきれない人間がいるわけです。

ぼくはあきらめきれないほうで、だから、すごく漠然としてもやもやしているんだけれども、絶対何かあるはずだと思っている。それで、あるときピンと来て、これかもしれないと思ったときにそれを勉強して、技術を蓄えて、状況をよく判断して、初めてやるときに至るわけです。だからそのときに至るまでの自分の気力、体力、そしてそれをやったあと、きちんと続けていけるかどうか、そういう精神力、そういったものがすごく大事だと思います。

——それにしてもやっぱりだれもやってないということは、もし失敗したらどうしようというプレッシャーは相当なものですよね。それに押しつぶされそうになることは？

初めてのことをやってね、それがうまくいかなかったから、プレッシャーに押しつぶされて、二度としませんって言うんだったら、それは最初からやらないほうがいいと思う。要するに最初がうまくいくかどうかは、だれにもわからないことです。だけど、いつかはきっと、これは有効な治療法になるはずだ、と自分がどこかで思ったからその手術を手がけるわけでしょう。だから、突然思い立って次の日にやるようなものではなくて、もうそこへ行くまでに、考えて考えて、のたうち回って、最後にやっぱり「やる！」と決めていくわけですよ。

そこまでの積み重ねがあるのに、最初がダメでもうやめたっていうのは、そんなのはかえってやること自体が失礼な話でね。やっぱりそこは、とことん自分を信じていかないといけない。だけどうまくいかなかったとしたら、それにはそれなりの理由があるわけだから、どうしてうまくいかなかったかというのを一刻も早く見つけて、ではどうしたらいいのかという方法を考え、そして次にそれをいかしていく。その繰り返しですよ。それを続けていくためにはやっぱり自分自身を信じることと、自分を信じて励ましてくれて、サポートしてくれる仲間というのが絶対必要なのです。だから本当に、チームの力でブレイクスルーというのは起こるんです。

バイパス手術に胃の血管を初めて使った

――胃の動脈をバイパス手術に使おうと思ったのはどうしてですか？

一九八〇年代中ごろのバイパス手術というのは、ほとんどの場合、足の静脈血管を使ってバイパスにしていました。けれど、バイパスする血管は動脈なんです。動脈と静脈は、血圧が一〇倍くらい違います。静脈の場合は低い血圧ですので、それにさらされる血管も相当やわな構造でも十分持つわけです。しかし、それを突然一〇倍高い血圧のところに持っていくと、いくら上手に手術しても血管の内皮細胞《ないひさいぼう》が傷《いた》んでしまうわけです。だから手術してもバイパスの血管は長持ちしないということが、アメリカのほうから言われ始めていました。やっぱり動脈をバイパスするんだったら、同じ動脈のほうがいいということになったのです。

けれども、そのころそういうバイパスに使える動脈というのは、胸の内胸動脈しか選択肢がなかった。でも、体の中のどこかに同じように使い勝手のいい動脈があるに違いないと思った。そういうふうに考えたのはぼくだけじゃなくて、そのころ心臓の手術をやっていた人たちはみんな一生懸命考えて、あれこれと模索していたのです。

わたしがたまたま、胃の血管が使えるんじゃないかと思って、やってみたらすごくよかったというわけです。

――当時、先生の周りの反応はどうだったんですか？

反応としては、みなさんは唖然《あぜん》としたということでしょうか。外科といっても、そのなかで胸部外科と腹部外科というのに分かれていました。横隔膜《おうかくまく》を境にして、肺とか心臓なんかは胸部外科、胃とか腸とか肝臓とかは腹部外科というふうに領域が分かれていたんですよ。

胃の血管を取るのは、腹部外科です。胸部外科が腹部外科の領域にまで手を伸ばして、そこから血管を持ってきて心臓につなぐという発想は、あまりなかったと思うんです。だから、なんでそこまでするんですかということは、やっぱり言われました。だけどそう言った人たちも、足の血管を使って心臓にバイパス手術をしているわけだから、どこが違うのかなとぼくは思いましたけど。学会の反応というのは、最初はびっくりしていたと思いますね。

心臓移植について

――移植についてはどうお考えですか？

移植というのは一つの確立された治療法で、それができれば、受けた人はかなりの高い確率で良くなることは証明されています。それはいいんです。けれど、いつでもどこでも、必要な人が必要なときに移植を受けられるかという問題があります。

例えば、すごく効く薬ができました。だけど、それはなかなか手に入りませんよということと同じで、手に入らない人は、相当に辛いわけですよ。みんなであきらめていたところが、移植によってだれかは良くなるけれども、それがすべての人にではなくてだれに当たるかわからないという状況は、これは辛いですよね。だから、移植しかないと言われ、「でもあなたには移植は回ってきませんよ、あきらめなさい」と言われたら……。ぼくは、人に「あきらめなさい」って言うのが嫌いなんですよ。自分もあきらめの悪い人間だから（笑い）。

移植は間に合わないけれども、それでもこういう治療法もありますよという選択肢は、やっぱり少しでもたくさん持っていたほうが、患者さんにとっても、ああそれだったらそっちにしてみようかなっていうふうに希望をつないでいけるわけです。だから、成功率はどちらが高いとか、いろんな比較は大事ですけれども、これしかないと言われて、それが手に入らない人たちの絶望から比べれば、やっぱり何か別の方法があることのほうがうんといいと思います。それを探っていくのも、医者の仕事だと思います。

外科医の仕事はエンドレス

——外科医をやってきて、いちばんよかったなあと思ったのはどういうときですか？

外科医やっててよかった……。うーん。ぼくは、子どものころから外科医になりたいと思ってきたから、外科医をここまで続けてこれたことはすごく嬉しいし、ありがたいと思っています。ただやっぱり、外科医というのは、自分が「もう、今日限り手術はしません」と言ってメスを置くまではゴールがありません。

昨日の人の手術がうまくいっても、今日の人はどうなるかわからないし、今日の人の手術をうまくやったとしても、明日の人のことがある。すべての人にベストの医療をしようと思ってるし、もちろんしなくちゃいけないんだけど、どこかで切り替えないといけないわけですよね。

だから、いつまでたっても終わりと始まりがつながりあっていて、エンドレスなんです。

だから、「よかった、バンザイ」と言っておしまいにできるときがありませんから、今のところは、外科医をやっていられることに感謝しているという感じかなあ。だから、こんないいことがあったとか、あれはすごく嬉しかったというような話は、たぶん、ぼくが外科医を辞めたときにじっくりと思い出すことでしょうね。

ささやかな喜びというのは、手術がうまくいって、家族といっしょに嬉しそうに元気そうに退院していくときですね。それを見ると、すごくよかったなあって思いますね。でもよかったと思った一瞬後には、次に手術をする患者さんのことで頭の中がいっぱいになりますから、なかなかそう喜びに浸っている時間がない仕事です。

病院の環境は、医療にとって重要なファクター

――この病院はどういう思いで建てられたんですか？

ぼくがいろんな病院に呼んでいただいていつも感じることは、病院というところが居心地が悪いということです。なんとなくピリピリした緊張感がある。壁は真っ白で、消毒の臭いがし

ていて、ざわざわしている。要するに、落ち着かないわけですよね。

それはきっと患者さんたちも同じだと思います。病院に来て、「ああ、これで助かるんだ」と思ってホッとするよりも、悪いことをして叱られに来たみたいで、緊張してかたくなってこられる方のほうが、多いんじゃないかと思います。

それはやはり、病院という建物があんまり居心地よくつくられていないんだと思う。ぼくがローマで二年間客員教授をしていたときに、ヨーロッパのいろんな病院に呼んでいただいて、そこを見る機会がありました。そのなかには、ほんとにくつろげる病院は確かにあった。そういうことから、もし日本で病院をつくってみるチャンスがあったら、病院らしくない病院というのをつくりたいなあと思っていたのです。

特に心臓病には、緊張がいちばんよくないわけです。血管が収縮して血圧が上がって、脈が速くなって、そういうことがいちばん心臓に悪いわけです。ところが病院に一歩足を踏み込んだとたんに、緊張状態でしょ。だから、そういうときに、病院に入ったとたんにホッとして、脈もゆっくり、血圧もゆったりして、体がほぐれてリラックスするようにしてあげたい。そういう環境で心臓病の治療をしたいのです。

――環境的な良さというのは、治療にも効果があるんですか?

この病院に入院された患者さんは、部屋に入って景色を見たら、すごく喜ばれます。まず、顔つきが変わってきて、元気が出てくる。環境のファクターはものすごく大きいことがやってみてわかりますね。

それともう一つは、働いている職員に笑顔が増えてきます。「医療はサービスなんだ」と言っています。患者さんのところへ行ってしょっちゅう声をかけて、いろんな話をして、笑顔をつくる。でも、自分がイライラしているのに、患者さんに会ったときだけつくり笑顔したって通じないですよね。

基本的に自分がハッピーでないと、人をハッピーにはできないんですよ。だから、病院の職員自身がまず、「ああ、気持ちいいな」って感じること。この病院で仕事するのは、すごく自分の気持ちが豊かになることがあって、そこから自然と笑顔が出たり、いろんな話を聞いてあげたりということが出てくる。これが本当のサービスだと思います。

そういう意味での病院の居心地の良さは、患者さんサイドだけではなくて、病院の職員にとっても、とても大事なことだと思います。

患者さんが手術を見せてくれたことは、神様のプレゼント

――今回の授業は、やってみてどうでしたか？

今度のことは、やってみて、はっきり言ってすごく大変でした。

まず、患者さんが、自分の手術を人に見せるというのは、これはふつうじゃないですよ。見せることが、自分のためになるわけじゃない、人がたくさん見ていたら手術がうまくいくってわけでもないですから。

逆に、見られていると、外科医が注意散漫になって、いい手術ができないんじゃないかと思う人がいても不思議じゃないでしょう。なのに、「ああ、見せてあげていいよ」「前の日に子どもたちとも会いましょう」っておっしゃったのは、やっぱり、見せることが何か子どもたちの将来のためになると思われたからだと思うんですよね。

だから人間って、本当に命の瀬戸際《せとぎわ》まで来ても、やっぱり自分のことだけじゃなくて、だれかのために何かできることはないかなと思う生きものだとぼくは思います。

そういう現場をぼくが見られたことも嬉しかった。それから、子どもたちも、そういうふう

な機会が得られて、見せていただいて、やっぱり想像と実際に見たのとはまったく違ったはずだし、それだけ衝撃も大きかったと思う。きっと子どもたちの心の引き出しの中に、何かメッセージはちゃんと入ったと思うんですよね。それがすぐに役に立たなくっても、大人になっていろんな苦難を乗り越えていくときに、今日の引き出しを開けたら、「そうかこれか」っていう何かをきっと感じるときがあると思います。きっとそうなるだろうなというのを、ぼくは子どもたちの目を見て感じたから、すごく嬉しかったですね。

――患者さんの平川さんに出会えたのは、そういう意味では本当によかったですね。

これは、そういう患者さんが出てくるまで、この番組を待ちましょうってことはできないわけで、もうほんとのピンポイントのチャンスしかないわけでしょう。そのタイミングでそういう患者さんが出てきてくれて、子どもたちも全員が一人も欠けずに来られて、みんなが一つになって過ごせたわけでしょ。これはもう神様のプレゼントだと思います。

〈番組名〉生命の鼓動を見つめる
ＮＨＫ「課外授業 ようこそ先輩」制作グループ

制作統括	土谷　雅幸
	高瀬　雅之
プロデューサー	田嶋　敦
演出	佐野　岳士
ナレーション	室井　滋
撮影	福居　正治
	金子　英樹
共同制作	ＮＨＫ
	ＮＨＫエンタープライズ21
	東京ビデオセンター

本書取材協力
図版提供　葉山ハートセンター

装幀／後藤葉子（QUESTO）

須磨久善　心臓外科医　課外授業 ようこそ先輩　別冊

2001年10月31日　初版第1刷発行
2011年 4 月 5 日　初版第4刷

編　者　NHK「課外授業 ようこそ先輩」制作グループ
KTC中央出版

発行人　前田哲次
発行所　KTC中央出版
〒111-0051
東京都台東区蔵前2-14-14
TEL03-6699-1064

編　集　(株) 風　人　社
東京都世田谷区代田4－1－13－3A
〒155－0033　TEL 03－3325－3699
http://www.fujinsha.co.jp/

印　刷　図書印刷株式会社

ISBN978-4-87758-228-9 C0095